Unvers
Alles über den fabelhaf

身体由我

关于了不起的女性身体的一切

［德］希拉·德利兹／**著**　　［德］路易莎·施托默尔／**绘**

马心湖／**译**　黄亦舒／**审订**

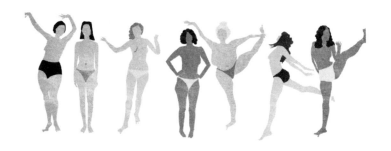

北京科学技术出版社

读者须知：

医学是随着科学技术的进步与临床经验的积累而不断发展的。本书中的所有建议均是作者结合多年实践经验审慎提出的，虽然如此，图书依然不可替代医疗咨询。如果你想获得详尽的医学建议，请向有资质的医生咨询。因本书相关内容造成的直接或间接不良影响，出版社和作者概不负责。

Original Title: Unverschämt

Alles über den fabelhaften weiblichen Körper

Copyright © 2019 by Rowohlt Verlag GmbH, Hamburg bei Reinbek

Simplified Chinese language edition arranged through Beijing Star Media Co. Ltd., China.

Simplified Chinese Translation Copyright © 2022 by Beijing Science and Technology Publishing Co., Ltd.

著作权合同登记号　图字：01-2021-5809

图书在版编目（CIP）数据

身体由我：关于了不起的女性身体的一切 / （德）希拉·德利兹著；（德）路易莎·施托默尔绘；马心湖译. —北京：北京科学技术出版社，2022.1（2022.12重印）

ISBN 978-7-5714-1899-1

Ⅰ.①身… Ⅱ.①希… ②路… ③马… Ⅲ.①女性 – 人体生理学 – 普及读物 Ⅳ.① R33-49

中国版本图书馆 CIP 数据核字（2021）第 203810 号

策划编辑：胡　诗
责任编辑：吴佳慧
责任校对：贾　荣
装帧设计：源画设计
图文制作：天露霖
责任印制：李　茗
出 版 人：曾庆宇
出版发行：北京科学技术出版社
社　　址：北京西直门南大街16号
邮政编码：100035
电　　话：0086-10-66135495（总编室）　　0086-10-66113227（发行部）
网　　址：www.bkydw.cn
印　　刷：河北鑫兆源印刷有限公司
开　　本：889 mm × 1194 mm　1/32
字　　数：217千字
印　　张：10
版　　次：2022年1月第1版
印　　次：2022年12月第7次印刷
ISBN 978-7-5714-1899-1

定　　价：69.00 元

阅读指南

阅读本书时，你既可以从头到尾畅读全书，也可以只挑选自己特别感兴趣的章节阅读。因为妇科知识具有很强的关联性，所以书中会有些反复提及或者互相引用的内容，它们大多为妇科基础知识，如相关解剖结构、内分泌系统的作用等。

在书中，我主要阐述了妇科医生经常接触的疾病和一些值得怀疑的"家伙"，也简单介绍了一些比较少见的临床病症。不过，一本书很难囊括所有内容，有些极为少见的临床病症书中没有提及。

本书的目标读者是所有女性。不过，提及性爱相关话题时，我谈论的主要是异性恋者可能遇到的问题。这是因为我的大部分病人是异性恋者，她们遇到的很多问题同性恋者并不会遇到。本书可能也无法满足女性跨性别者的部分需求。

亲爱的读者，在本书中，我将以和朋友聊天的方式来和你进行交流，这不仅因为我是美国人，非常喜欢这种轻松的交流方式，还因为在诊疗过程中，很多病人后来都成了我的朋友。虽然我基本上每天都在和病人聊天，但今天我想和你聊聊，亲爱的读者朋友。因为我们接下来要讨论的是很私密且非常重要的事情，因此不要让我们之间变得尴尬而疏远。

我和我的团队把我们的 WhatsApp 群起名为"希拉博士和阴道捍卫者们"。亲爱的读者朋友，我们衷心希望你在阅读本书的过程中乐趣多多、收获满满。

希拉博士和阴道捍卫者们

导　言

　　想象一下，如果你的闺蜜是妇科医生，你会向她请教你在妇科方面的问题吗？

　　我在临床上遇到过各种各样的妇科问题，也在不同场合被问到过有关妇科的问题。比如去年夏天，在一次烧烤聚会上，我拿着一瓶酒和两个杯子，走到我朋友桑迪（Sandy）旁边坐下。桑迪和我一样，也是从美国来的。[①] 我们俩认识很久了，她偶尔会来找我问一些妇科方面的问题。我们俩闲聊了起来，不一会儿，就又聊到这类话题上。很快，其他女士也参与进来。我们的老公则都在一边烤肉，一边有一搭没一搭地聊着威士忌和赛车等话题。那是个微风习习的夜晚，微醺的气氛恰到好处。

　　"天哪，你真的是妇科医生？"一位女士问道，"你怎么做到的？"她抛出这个问题后，我立马意识到对话的走向了。

[①]　本书作者生于美国，后来到德国学习和行医。——编者注

"你是不是想问，每天都要面对赤身裸体的女人感觉如何？当然很棒了！"我回答道。可以和不同年龄段的女性接触是一件非常有趣的事，有时甚至让我很感动。最重要的是，我能切实感受到生命的多样性。我解释道，我研究的重点是阴道疾病和性爱健康。

也许被我的坦诚打动了，那些一开始还支支吾吾的女士也打开了话匣子：对盆底来说，是剖宫产好呢，还是顺产好？什么时候怀孕生孩子比较好？多大年纪生孩子算"大龄"？穿纯棉内裤到底有多重要？为什么每次做爱后都应该去"嘘嘘"？随着话题的展开和彼此进一步的熟悉，她们变得更大胆了：如果是"老司机"，妇科医生能看出来吗？真的存在 G 点吗？阴唇整形术是怎么做的？还有很多女性"下面"没有脱毛吗？

通常情况下，女性有很多问题不会跟妇科医生讲。也许是因为时间不够，也许是因为和妇科医生的关系不够铁，没法聊得很深入。我至今依然记得自己第一次去看妇科医生的经历：那时我17 岁，德语说得还不溜，对性可以说一无所知。妇科医生很冷漠，我好不容易鼓起勇气提出两个问题，可她基本上都没回答，还一副很不耐烦的样子。她既不问我是否有过性经历（我那时还是处女），也不跟我解释她给我开的药是干吗的，就直接把我转到了她的助手那里。那是 20 世纪 80 年代的事，当时的人们还很保守，像她这种不体贴、不友好的妇科医生很常见。后来，在我决定成为一名妇科医生的那一刻，我就意识到，医生不应该那样做。从那时起，我就给自己定下了目标：把我掌握的妇科知识用通俗易懂的语言讲授给各位姐妹，让她们能放心且感觉舒服。如果我能以轻松、幽默的方式让更多的女性不再无知或不适，那就更棒了。就像杰米·奥利弗（Jamie Oliver）让下厨这件事不再是少数人的专利一样，我将用简单易懂的语言向女性们讲述她们身体的方方面面，而不是一本正经地照本宣科。如果妇科医生不进行这方面的科普，还有谁能做呢?! 大部分女性对妇科知识的了解十分有限，很多似是而非的说法从小就在她们心里扎了根。

最理想的状态是，女性在还是小女孩时就对自己的身体很熟悉。关于妇科生理知识的学习，在女性进入青春期前就应该开始了。这样的话，我们就能好奇而坦然地接受自己的身体在青春期的变化，比如发现自己的生殖器官开始发育。渐渐地，我们会明白，阴道有时会分泌一些东西，有时会进入一些东西，但总体而言不会给我们造成太大的麻烦。我们也会理解自己的身体和情绪存在周期性变化，并为即将到来的变化做好准备。

然而，大部分女性对自己的身体所持的态度是不确定的，甚至是否定的，特别是对生殖器官的态度，提及时总是带有羞耻感。女性总会臆想出很多问题，却因为心存忌惮而不跟自己的闺蜜或医生讲。女性对生殖器官（甚至包括小腹）总是讳莫如深，这种态度就被妈妈传女儿这样一代代传了下来。

随着年龄的增长，更多的不安定因素出现了：经前期综合征、阴道不规则出血、避孕……对此，很多人找不到可靠可信的答案。到底该怎么做？互联网上充斥着真假难辨的信息。昨天还在说"激素害死人",今天就变成了"激素能赋予你新生"。到底该信谁的？我的任务是，厘清是非，把事实和个人观点区别开来，在女性的"硬盘"上安装"新软件"，让她们了解自己真正渴求的东西——那些有关她们身体的平常而基础的知识。事实上，妇科知识是与多学科交叉的，虽然医生的实操经验无法轻易习得，但是理论知识却是人人都可以掌握的。学习理论知识可以起去昧和消除恐惧的作用，毕竟人们总是对自己不理解的事物感到恐惧。只有知识储备升级了，人们才能消除对自己身体的忧虑，有心思去思考生活中其他重要的事情。因此，不该存在什么只有妇科医生才知道的秘密。我认为，那些有毅力在网飞（Netflix）一季季追剧的女性，掌握妇科基础知识完全不在话下。

我在这里只是抛砖引玉。作为领路人，我将带领你走进女性身体的美妙世界。亲爱的朋友，你不仅应该认识自己的身体，还应该享受它给你带来的乐趣。我们的身体很聪明，一旦有哪里运转不畅，就会发出提示。只有女性拥有既能孕育后代，又能给自己提供欢愉的"零件"。我个人认为，生而为女性是一件值得欢欣雀跃的事情。我们能分享闺蜜情谊、脚踩闪闪发光的高跟鞋、生宝宝，还能在职场上叱咤风云。

谨以本书献给所有女性。

目　录

x

第一章
比基尼泳裤里的奇妙居民

外阴解剖学

女性外阴解剖学基础小课堂开课啦！通过阅读本章，你将了解女性无与伦比的生殖器官的基本构造。在此之前，我想澄清关于女性身体构造的三大谬误。

第一，"阴道"和"外阴"不同，我们要把这两个概念区分开。女性生殖器官外露的部分——阴阜、大阴唇及其内侧的小阴唇、阴蒂等——被统称为"外阴"。处女膜（稍后详述）环状结构的开口处才是阴道的起点，阴道后端则与宫颈相连。在通常情况下，人们从外面是看不到阴道的。男性参与性交的所有生殖器官都是"抛头露面"的，女性的则分"内外勤"。外阴和阴道虽然所处位置不同，却是一对好搭档，就像碧昂斯和她妹妹，或者《妙女神探》中的里佐利和艾尔斯。

第二，女性"下面"有3个洞，而不是2个！如果你至今还不知道这个事实，不要感到不好意思，不止你一个人。我曾遇到过很多女学者，其中一些还是医生，她们对女性通过尿道，而非阴道排尿也不甚了了（这并不夸张）。

第三，"敲黑板"了，这是全书的重点——几乎所有形状的外阴都是正常的，无论是长得像贝壳还是像蝴蝶。根据美国的一项调查，只有 26% 的女性曾经仔细观察过自己的外生殖器官。也许我们不像美国女性那样保守，但我认为，在欧洲，女性对自己这一私密部位的了解情况也好不了多少。要知道，了解自己生殖器官的解剖学构造极其重要。研究已经证明，对自己生殖器官的了解程度高对性爱来说有非常积极的意义。女性如果真正了解并喜欢自己的外阴和阴道，就会有更多获得性爱和达到性高潮的机会。

在德语中，所有与女性生殖器官有关的词听起来都有点儿消极，比如耻部（外阴）、耻丘（阴阜）、耻唇（阴唇），好像女性应该为此感到羞耻一样。在一些宣扬女权的书籍中，作者有意识地使用了这些词的代替词，比如"魅力阜""爱唇"等，向传统的"耻字辈"发起挑战。我个人倾向于不纠结于用词，不要给词的选择赋予太多意义，这些词只是历史遗留的产物，我不在乎，因为它们之于我不过是老掉牙的东西。不过我也会给自己找点儿乐子，送比基尼泳裤里的这些"居民"一些昵称，比如"小羞羞""好朋友"或"小贝壳"。

现在，让我们来重点研究一下外阴。外阴有不同的大小、颜色和风格——造物主赋予了女性身体美妙的多样性。如果愿意，你可以将双腿岔开，拿起镜子，仔细观察一下自己的外阴。接下来，让我来介绍介绍女性外生殖器官的主角和配角吧。如果你的柔韧性欠佳，你也可以先用手机拍一张私处的照片，再对着照片进行学习。第一次看到自己的外生殖器官后感觉它不够漂亮，甚至觉得它长得很奇怪、松松垮垮的，这都情有可原。拥有众多柔软的组织是外阴让你一时难以接受的主要原因。外阴可能有多种颜色，可能有褶子，可能看起来还有点儿搞笑；也可能是光滑的、单色的、结构分明（或模糊）的。首次观察自己的私处时感到羞耻是人之常情，因为这种体验可不多见。大部分女性没有见过外阴，因为如果不是在特别开放的家庭长大，或者童年时期没

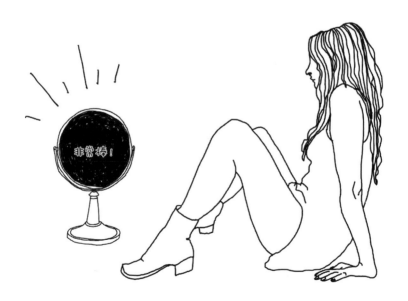

外阴解剖学

对裸体的女婴进行仔细的观察，大部分女性没有机会观察其他女性的私处，更不用说对着镜子进行自我观察了。

小贴士

如果你对自己外阴的外观感到不满，或者想知道自己的外阴是否长得正常，那我必须推荐你观看英国雕塑家杰米·麦卡特尼（Jamie McCartney）有关女性阴道的雕塑作品。麦卡特尼制作了数百个女性（年龄在 18~76 岁之间）外阴的石膏模型，向我们生动展示了女性这一器官的多样性。

我就由上而下进行介绍吧。首先看到的是阴阜。阴阜主要由脂肪层构成，可以保护后方的耻骨。阴阜下方是大阴唇，大阴唇一分为二，共有两片。有些人的大阴唇很紧致，有些人的则很松弛，像是"挂"着的；有的"一马平川"，有的则非常丰满。与阴阜一样，大阴唇中也含有许多脂肪组织，它对阴道具有保护作用。

两片大阴唇前端交会于阴蒂头。阴蒂头如女王般俯视一切，不过因为它头戴一顶"小帽子"——阴蒂包皮，你从外面很难看清楚。这里的情况也因人而异：有的女性阴蒂包皮松弛而宽大；有的女性则因阴蒂包皮过短而阴蒂头外露；有的女性阴蒂包皮长短正好；有的女性阴蒂包皮过长，甚至将小阴唇覆盖住了。不同女性的小阴唇大小和形状也千差万别，但上面都有很多神经，对性爱而言极为重要。关于这一点，后文将详述。

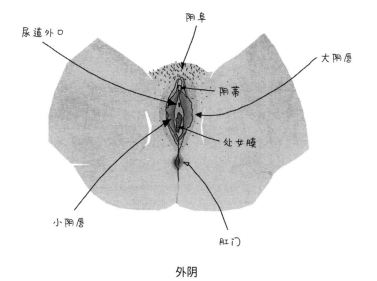

外阴

　　从阴蒂往下 1~2 厘米（存在个体差异），你可以看到一个很小且很敏感的开口，这是女性用来"排水"的尿道的开口。尿道外口旁边是斯基恩氏腺。女性的斯基恩氏腺与男性的前列腺同源，负责传说中的潮吹（详见第二章）。

　　继续往下，你将看到的是阴道的入口，它的周围是一层薄薄的黏膜皱襞，即所谓的"处女膜"。还没有性经历的女性，处女膜看起来可能（但不绝对）是一层薄薄的膜，像发带一样环绕着阴道口。处女膜"花环拱门"的后方就是阴道了。处女膜的两侧是前庭大腺的开口（通常情况下不可见）。前庭大腺在使阴道口湿润这件事中扮演着次要角色，这一点我将在第二章详述。

外阴解剖学

阴道，卫生棉条的作用场所，阴道栓剂的工作车间，胎儿见到光明前所走过的最后一段黑暗隧道，也是备受瞩目的两性交融之所。在放松的状态下，阴道是扁平的。有人认为在离阴道口几厘米处的皱褶中隐藏着一张"性爱王牌"——G点。然而，G点和UFO、喜马拉雅雪怪一样，存在与否依然是世界未解之谜。宫颈如同软木塞插入红酒瓶一样插入阴道，将其末端好好地封了起来。

继续往下看。阴道口和肛门之间几厘米宽的区域是会阴。女性分娩时，如有必要需要进行侧切，这里就是侧切的地方。这里也是生殖器疱疹或尖锐湿疣等生殖器感染性疾病常发生的部位。

肛门的样子像嘟起的唇。在女性怀孕期间或痔疮严重时，肛门会被撑大或者撑肿胀。

关于女性外生殖器官中的主角和配角，我就简单介绍到这里。接下来让我们更进一步地了解它们吧。

阴蒂——一位深藏功与名的女英雄

很多女性在童年时期就发现自己的阴蒂很敏感，摸起来会有一点儿"痒"。最晚到青春期，大部分女性就都知道阴蒂的真面目了：阴蒂是一个神经丰富的器官，阴蒂头摸起来像珍珠，大概位于两片大阴唇的交会处。

然而对有的人来说，阴蒂如同被封印了，特别是在男女首次亲密接触的时候：年轻人找不到阴蒂，不知如何是好，他们用手指来回抚摸，试图找到最合适的位置，却始终不得其法。他们的不知所措或许让最初的性爱经历留下了些许遗憾，但也没什么——最终他们还是能完成生命的大和谐，毕竟几千年来，人类都是这样过来的。

尽管阿拉伯人和波斯人很久之前就知道阴蒂的作用，希腊人对阴蒂的探究也有据可循，但北欧人长期以来对阴蒂一无所知，这在一定程度上得归咎于教会禁止解剖尸体。此外，学者们也一直在争吵：有人认为，就像口腔软腭后方的小舌一样，阴蒂没什么用；有人认为阴蒂在受精时起辅助作用；有人甚至认为阴蒂就是发育不良的阴茎。这种争吵一直持续到文艺复兴时期。1559年，来自意大利帕多瓦的解剖学家一锤定音，将阴蒂描述为"具有性愉悦功能，既无用也无害"的器官，并将其称为"维纳斯的爱"，负责令女性欢愉。

1844 年，德国解剖学家格奥尔格·路德维希·科贝尔特（Georg Ludwig Kobelt）首次发现了阴蒂上有血管网，并认为"这些血管网与大阴唇后方的两个海绵体交织在一起"，这一发现具有里程碑意义。他在著作《人类与其他一些哺乳动物的雄雌性唤起器官》（*Die männlichen und weiblichen Wollustorgane des Menschen und einiger Säugetiere*，书名十分霸气）中对此进行了详细阐述，并首次提出阴蒂与女性性唤起之间具有关联。

如果世界上没有那么多的是是非非，那么针对阴蒂的科学研究应该在此后继续深入下去。作为一大新发现（阴蒂是女性生殖器官的重要组成部分）的主角，阴蒂本应在学术界备受瞩目。然而与之恰恰相反的是，它再次陷入黑暗的处境。在接下来的数十年中，保守派的观点在科学界占据了上风，他们认为阴蒂是无用的、有害的；更有甚者，为了让"歇斯底里"的女性好转，他们主张实施阴蒂切除术。20 世纪初，心理治疗的开创者、"直男癌"的代表、当时的"妇女之友"弗洛伊德（Sigmund Freud）在没有任何证据的情况下，宣称阴蒂是不值一提的性高潮玩具，只是小女孩的玩物；而真正的女人必须通过阴道性交，只通过阴蒂达到性高潮是不成熟、不高级的，单纯刺激阴蒂的做法好比男人自慰，好像女人没有外部刺激就无法达到性高潮一样。尽管阿尔弗雷德·金西（Alfred Kinsey）在 20 世纪 50 年代修正了"阴道是孤立的，阴道性交是让女性达到真正性高潮的唯一方法"这一

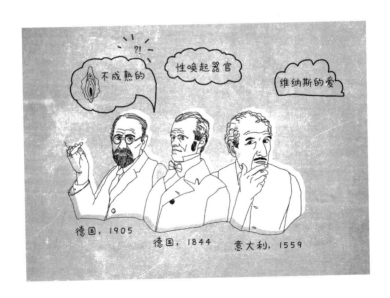

谬论，但遗憾的是，这种错误的思想贻害至今。（有关如何达到性高潮、为什么要达到性高潮、何时会达到性高潮以及性高潮的频率等问题，我将在第二章深入讨论。）

得以正名

1999 年，当我还在德国美因茨大学学医时，学界普遍认为阴蒂是一种"迷你阴茎"，只有 1~2 厘米长，老师在课上讲到阴蒂时也总以男性阴茎来进行类比。直到今天，女性性别相关话题仍然是一个边缘话题，外阴或阴蒂在经典解剖学著作中很少被提及。1998 年，一位名叫海伦·奥康奈尔（Helen O'Connell）的澳大利亚泌尿外科医生因为担忧无法通过考试而焦虑不安，于是决定补足自己在解剖学上的知识缺口。谢天谢地，要不是她，今天的我们可能仍旧在黑暗中摸索。海伦·奥康奈尔在解剖女性尸体时有了惊人的发现：阴蒂不仅仅起装饰作用，我们其实完全不了解阴蒂，阴蒂真正的作用可大了！她发现阴蒂实际上是一个与尿道壁和阴道壁都存在关联的器官。[1] 阴蒂的血管、神经网络非常丰富，它其实非常敏感。阴蒂上有超过 8 000 个神经末梢，而男性龟头上只有数百个神经末梢。

为什么阴蒂和阴茎相当？

阴蒂头突出于阴蒂包皮，后方上行的部位就是阴蒂体。两个长 8~9 厘米的阴蒂脚及阴蒂体组成了一个金字塔结构，阴蒂头傲视于塔顶。这个金字塔结构被人们称为"阴蒂"。这里富含血管，性兴奋时会因充血而发生勃起。

　　阴蒂主要由海绵体组织构成。海伦·奥康奈尔认为，两侧阴道壁实际上是海绵体的一部分，所以从广义上讲，阴道也是阴蒂的一部分。在男女性交过程中，阴茎插入阴道后，阴蒂海绵体充血，阴道变窄，从而刺激阴茎海绵体。这完美地体现了"付出就会有回报"。

　　你是否想过，阴蒂头这颗"珍珠"被刺激后，为什么阴道会

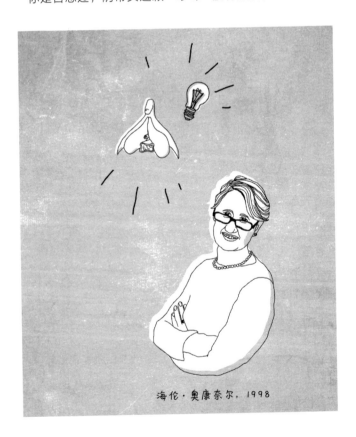

海伦·奥康奈尔，1998

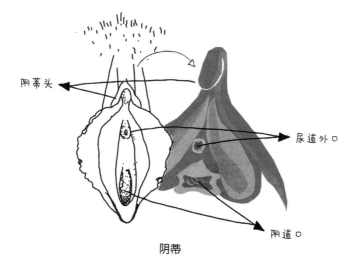

阴蒂头

尿道外口

阴道口

阴蒂

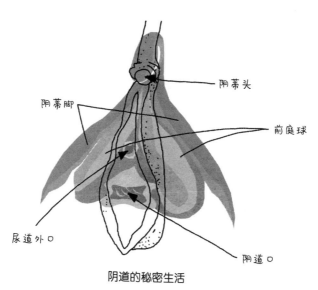

阴蒂头

阴蒂脚

前庭球

尿道外口

阴道口

阴道的秘密生活

阴蒂——一位深藏功与名的女英雄

"肿"起来？最近我们才意识到，我们其实什么都不知道，还欣然接受了这种无知。为什么会出现上面所描述的那个现象，我们只能靠猜测。是不是"压力山大"的解剖学家们因为疲于奔命而把阴蒂给忽视了？还是就直接接受了"阴蒂就是缩小了的阴茎"这样简单的设定？可能他们认为女人不仅从男人那里得到了肋骨，还得到了阴茎，只不过出于便携的考虑，拿了个迷你版的。

其实很难解释为什么 1998 年之前整个医学界没有一个人来对阴蒂构造进行分析。想想同时期人类取得的成就吧：破译了 DNA，成功完成了心脏移植手术，克隆了绵羊，让机器人在火星上溜达。算了，过去的就让它过去吧！根据目前已经掌握的知识，我们至少已经能够欣赏阴蒂，并正视它的本质了，即它是唯一只为女性性快感而生的器官。感谢造物主送给我们的礼物，让我们心怀感恩地接受吧。

阴唇——从"芭比娃娃式"到"蝙蝠女侠式"

如果你想看看自己的阴唇长什么样子，必须先知道一件事：标准的阴唇并不存在，就像不存在适合所有头型的标准发型和让所有人都合脚的标准鞋子一样。妇科医生吉利恩·劳埃德（Jillian Lloyd）于 2004 年在英国进行了一项著名研究，首次对不同女性的生殖器官存在的巨大差异进行了科学的测量和记录。受试者共有 50 人，她们分布在不同的年龄段，来自多个种族。结果大不相同！

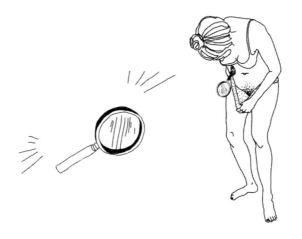

　　小阴唇长 2~10 厘米，单侧的宽度，最窄的只有 0.5 厘米，而最宽的宽达 5 厘米。小阴唇不对称的现象也很常见，所以如果你发现自己的小阴唇一边大一边小，不要大惊小怪。半数以上的女性，小阴唇突出于大阴唇之外，大小阴唇并不齐平。阴唇的颜色也大不一样，从浅粉到深棕，再到紫色，各种颜色都有。有些阴唇里面呈粉红色，边缘则呈深色。通常情况下，阴唇的颜色比身体其他地方的皮肤的颜色深一些。人们通常会在这里看见一些像丘疹一样的小突起，这也是正常的。小阴唇形态各异，可能是光滑的、打卷的、干瘪的，也可能是起皱的。如果把一侧小阴唇展开，可以看到它基本呈翼形，而翼形的尖端在上方、在中间和在下方的都有。小阴唇和大阴唇不一定一样长，有些小阴唇前端止于大阴唇中部的位置，后端则与大阴唇融合。

分工明确

阴唇功能多样，这一点我们从它的构造就能看出来。大阴唇更多地扮演着守护者的角色，小阴唇则重在自娱自乐。大阴唇外侧面皮肤上长有阴毛，皮层内含皮脂腺和汗腺，这里的皮肤比其他地方的皮肤颜色深，它类似于男性的阴囊。大阴唇富含脂肪组织，能够保护小阴唇和阴道外口免受摩擦和外伤；还含有能够在女性性交期间对阴道和尿道起保护作用的海绵体。此外，大阴唇上的阴毛也能起保护作用。在石器时代尤其如此，这撮毛能把虫子拒之门外，确保你一天的好心情不被破坏。阴毛也是最佳气味载体，散发的气味对男性极具吸引力。可以说，阴毛就是来自石器时代的香水鼻祖。

小阴唇的形态与大阴唇的形态有很大的不同。小阴唇类似于男性的阴茎，上面有很多血管和神经末梢，因此在女性性唤起中扮演着重要的角色。如果你单纯为了美观想去做小阴唇缩小手术，那最好三思而后行。

外阴——岁月留痕处

妙龄少女的外阴很丰满，小阴唇大多被大阴唇覆盖。但是，时间的车轮会在外阴上无情地碾过，留下岁月的痕迹。此外，体重减轻、怀孕、更年期激素缺乏以及日常磨损（骑自行车或脱毛等造成的磨损）都会让外阴失去饱满感，变得皱皱巴巴。就像羽绒枕头中的羽绒会越用越少一样，外阴也会慢慢瘪下去，从而使小阴唇逐渐外露。此外，小阴唇会缓慢生长，随着时间的推移，颜色也会越来越深。原本茂密的阴毛会变得稀疏，女性的第一根"白发"很可能出现在这里。

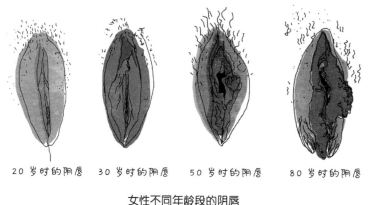

20 岁时的阴唇　　30 岁时的阴唇　　50 岁时的阴唇　　80 岁时的阴唇

女性不同年龄段的阴唇

因为值得？对于私密整形，阴唇有话要说

别骗自己了，阴唇的生活总是很凄惨。没人欣赏，也没人爱。不仅如此，它们还要承受剃毛、脱毛和激光手术，而且每天不得不没完没了地与办公椅亲密接触，还总是汗津津的。我们在动感单车课上把阴唇按在不舒适的鞍座上摩擦，我们把阴唇狠狠地勒在绷得紧紧的丁字裤里，还让它们不得不面对各种花里胡哨的卫生巾和保养用品。有的女性觉得自己的阴唇实在太丑了，选择通过手术来将它整成自己喜欢的样子。在过去的 10 年里，女性私密整形的手术量急剧增加。

有些女性开始做那种让小阴唇完全消失在视线中的手术。在整形外科界，整形后的这种阴唇被称为"芭比娃娃式阴唇"，小阴唇从外阴中消失，只剩下一个中空的"贝壳"。

遗憾的是，大部分女性并不像我一样拥有丰富的经验，她们怎么才能知道，什么样的外阴是正常的？如今，阴唇应该长什么样依然让不少女性感到困惑。因为阴唇，特别是小阴唇，在主流世界中依然是"隐身"的，女性之间很少就自己的私处问题交换意见，更别谈互相检查了。虽然性已经不是禁忌话题，但女性更多关注的可能是性技巧，有关女性外生殖器官的形状却很少有人讨论，可能是我们对自己的"装备"不是很满意，或者觉得这个话题实在是令人尴尬。有时，人们对某些问题是对是错，对什么才是正常的只有一个模糊的想法，并不想深究。毕竟，我们需要应对的问题已经够多了。想把自己变得更具吸引力是所有动物的天性，人类也不例外。我们追求魔鬼身材、闪亮的秀发、完美的妆容，我们打耳洞、脱毛、美甲。可以想象，即使是只有少数人看到的私密部位，女性也会进行严格的自查，以确定那里是否有改进的空间。

即便外阴只是自然衰老了，很多女性也会选择去做手术。虽然人们知道部分好莱坞的美女美得不真实，形象崩塌也很常见，很多年纪偏大的女性还是希望能让自己的阴唇变小。做这种手术的女性一般年纪偏大，这一部分是由经济状况决定的，一部分是生育计划使然。如果年轻女性希望做这种手术，则她们的诉求通常是通过手术改变天生较宽的小阴唇。无论年纪是大是小，大部分女性所希望的并不是完全切除小阴唇，而是缩短小阴唇，让它们和大阴唇齐平，不要外露。很多女性还为小阴唇边缘色素沉积所困扰。有的女性要求对阴蒂包皮进行整形，以达到美观的效果。很多女性则会因小阴唇过宽而感到困扰，因为在日常生活中过宽的小阴唇很容易被擦伤或夹伤，她们在性交时也会因小阴唇进入阴道而产生疼痛感。

✳ 原来如此

从医学角度来说，很少有阴唇需要做手术。拥有较长的"小翅膀"的"蝙蝠女侠式阴唇"很常见，也很正常，只不过以前女性没有拨开自己"茂密的丛林"看而已。必须通过手术进行矫正的阴唇很少，占比不到1%。

这种私密整形手术充满了风险：术后出血和伤口愈合发生障碍并不少见，组织可能被过度切除，受术者在后续的性生活中不得不与疼痛相伴。选择靠谱的医生极其重要，不是所有的外科医生或妇科医生都是这方面的专家，这是个新兴事物，而且很小众。你可能对这些女性为什么要去做这样的手术不感兴趣，但不要忘记，有很多人虽然为此感到困扰，却因为羞耻感而不去看妇科医生，还有些人甚至连癌症筛查都不敢去做。统计数据显示，受术者对这类手术的满意度还是很高的。虽然在职业生涯初期，我还想劝女性不要做这类手术，但后来我想明白了：不应该谴责想进行此类手术的女性或对她们评头论足，她们做这样的决定并不容易，而且很多时候只能靠自己。在此我多说一句，男性其实

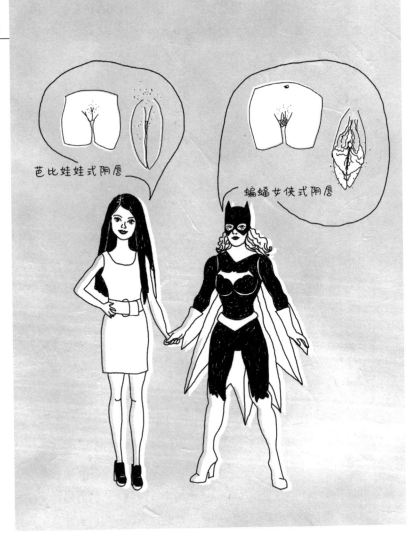

芭比娃娃式阴唇

蝙蝠女侠式阴唇

根本不在乎女性的外生殖器官长什么样子。大多数男性根本不知道有私密整形手术，毕竟如果外阴近在咫尺，他们早就魂魄飞升了，至于它长什么样，谁有工夫注意呢！

因此，姐妹们，大娘大婶们，请告诉对方，并大声宣扬：我的"下面"是独一无二的！让我们走出黑暗，迎接光明。如果你还没这么做，不妨现在就放松地看看自己的外生殖器官。如果你读到这里仍想去做私密整形手术，那我只能祝你手术顺利，也希望你对结果感到满意。其实，无论你拥有的是"芭比娃娃式阴唇"还是"蝙蝠女侠式阴唇"，最重要的是愉悦地接纳自己。

阴道口——开门大吉

其实女性对阴道口并不陌生，这里与女性的日常生活息息相关。女性擦屁股、插入卫生棉条或者为爱而欢愉或疼痛时，都会碰到阴道口。

让我们来仔细看看外阴，大多数女性其实并不了解这个具有多功能的狭窄区域。乍一看，这里好像飞机驾驶舱一样复杂，不要着急，我们来一步步慢慢探个究竟。下次去看妇科医生的时候，你可以用只有内行人才知道的知识让医生对你刮目相看，这样还能帮助医生准确地判断你的病灶所在。我们开始吧！

小阴唇围绕着阴道口，两片小阴唇之间的菱形区被称为"阴道前庭"，顾名思义，这里好比屋前的小花园。在阴道前庭，人们能观察到外阴皮肤从干燥变湿润，还能看到女性生殖器官所有开了"门"的地方。阴蒂下面是尿道外口。尿道外口的左右两侧各有一个小小的斯基恩氏腺开口，斯基恩氏腺与男性前列腺同源。斯基恩氏腺可以产生少量液体，某些女性会在性高潮来临时以充满神秘色彩的"射精"的方式将这些液体喷射出去（我后面再谈这种也许是人类臆想出来的现象）。再往下就是真正的阴道口了。阴道口的两侧是前庭大腺开口，不过它们肉眼不可见。前庭大腺就待在阴道口的"大厅"，等待阴茎光临，负责在性交时让阴道口变成令人愉悦的湿润状态。通常情况下，女性根本不会注意到这些腺体的存在，除非它们发炎了。如果前庭大腺发炎，女性会在坐下或性交时疼痛难忍，有时那里甚至会化脓。（为什么会出现这种情况以及如何应对，我会在第五章详谈。）

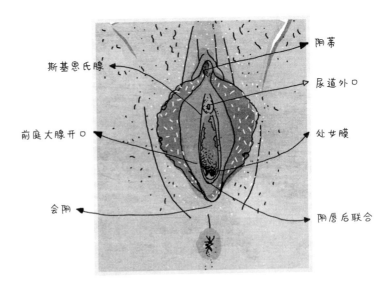

阴道前庭的"南极"（"6 点钟位置"）是阴唇后联合，这是卫生棉条尾端的线绳容易卡住的地方。阴唇后联合是外阴非常重要的区域，一旦外阴出现任何异常，这里将最先发出警报：如果性交时感到不适，这里通常最疼；如果因被真菌感染而阴道瘙痒，这里则痒得最厉害；如果性交动作过于激烈、阴道过于干燥或伴侣过于"伟岸"，可能造成此处破裂。这里不仅是女性身体黏膜萎缩和雌激素缺乏后第一个遭殃的地方，也是尖锐湿疣极其喜欢的"落脚点"。总而言之，因为含有更多的神经和雌激素受体，外阴和阴道前 1/3 段比阴道后 2/3 段更加敏感。为什么会这样呢？可能是因为女性分娩时，阴道后段需要大幅度伸展，所以神经最好少一些。阴道前段则要更敏感一些，不然的话，女性的性爱乐趣就会大打折扣，在发生危险时也不能及时做出反应。组织中存在大量雌激素受体，这说明女性珍贵的"大门"被雌激素所控制和滋养着。在雌激素缺乏时，灼热和瘙痒感会让女性对此有格外深的感受，那时通常只能通过长期使用含雌激素的药膏来缓解症状了。

尿道外口下方，阴道口处有一层黏膜皱襞，即我们熟知的处女膜。处女膜是一层中央有孔的薄膜，厚 1~2 毫米。它可能是为保护阴道免受乐高积木或芭比娃娃的小鞋子等异物的侵扰而存在的。处女膜不像罐头瓶的盖子那样封得那么严实。处女膜中央有一个足够大的孔隙，迷你卫生棉条完全可以在不伤害处女膜的前提下被放入阴道。

如果是还没有过性经历的女性，处女膜可能呈花环状。但即使是处女，也存在处女膜被撕破、被刺破或几乎不存在的情况。处女膜可能是有弹性的，也可能是坚实的；可能薄，也可能厚。因此，第一次性交时不见红实在是太正常了，怎么也得有一半的女性在第一次性交的时候不流血！这完全和处女膜呈花环状和较薄有关。对有过性经历的女性来说，阴道口处仍然有一些锯齿状突起，人们称之为"处女膜痕"。女性过了更年期，处女膜痕会越来越小，直至完全消失。

✳ 原来如此

处女膜不是什么"保鲜证明"，在女性初次性交后被拆开，之后枯萎。只有约一半的女性在初次性交时因处女膜被撕裂而流血。也就是说，有一半的女性初次性交时不会流血。处女膜可能弹性十足（你可以把它想象成缠在阴道口的一圈发带），可能在被抻开后还能恢复至原来的大小，且不会被撕裂或流血。因此，对许多女性来说，初夜是她们永远也无法通过的考核（在很多文化中，女性如果新婚之夜没有见红，就不是处女）。这种沿袭了上千年的习俗，只是男性为了检验自己买媳妇花的钱值不值。即使在西方文化中，如果初夜不见红，很多女性也会被扣上"骗子"的帽子——她们的伴侣可能之前相信自己才是让女孩变成女人的人，现在却表示怀疑。有些男性问我：如果初夜是否见红不是女性是否保持童贞的标准，那什么才是呢？我的回答是：别激动，年轻人，你既然被选为"首航"对象，就偷着乐吧，直接相信就是了，不要庸人自扰。

阴道口可能很狭窄，也可能很宽敞。"大门"敞开的幅度取决于多种因素：体重、是否有多次生产经历、是否经阴道分娩过体形过大的胎儿、是否经历过难产、盆底结缔组织是否天生就很薄弱，等等。如果在难产或产程过长时阴道被拉伸得很厉害，即使产后子宫恢复了，膀胱还是会从阴道壁薄弱处膨出进入阴道。有人将这种情况称为"掉茄子"，实际上这么叫并不准确，因为膀胱并没有真的掉下去，而是下垂进入了阴道，就像在失去弹性的吊床上坐着的大屁股，专业的叫法应该是"膀胱脱垂"。膀胱脱垂可能导致大小便失禁，严重时甚至会引发阴道异物感（详细内容我将在第十章介绍）。如果阴道口比较大，很可能是分娩时被过度拉伸了，这将导致女性阴道的敏感度降低。直白点儿说，就是会感觉伴侣的阴茎变细了。我在此诚挚地建议你每天进行凯格尔训练，这么做可以强化阴道周围的盆底肌群（详见第四章）。

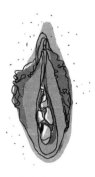

生产前的外阴

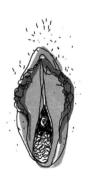

生产后的外阴

会阴是阴道和肛门之间的部位，平均长度为 2~6 厘米。会阴上面会长阴毛，"灌木丛"可能延伸至肛门。会阴的延展性很好，能为胎儿头部的娩出腾出足够的空间。女性怀孕期间，会阴会变得非常柔软，弹性极佳；分娩过程中，会阴则可能被撕裂，通常裂隙是从上到下的一条直线。人体具有令人惊叹的自愈能力，会阴撕裂的伤口大多能完全愈合，不会对以后的生活造成任何困扰。在极少数情况下，会阴撕裂会牵涉到肛门（进行有针对性的会阴侧切能防止这种情况发生）。产妇不需要操心是否做会阴侧切，助产士和医生会在正确的时机做出正确的决定。

此外，女性在怀孕期间，会阴还会遭受以下困扰：太紧的丁字裤勒得它喘不过气，卫生巾闷得它难受得不行（温暖潮湿的环境可能引发真菌感染），尖锐湿疣和疱疹等不速之客也可能登门。孕妇如果遇到这些情况，并不需要过度关注个人卫生。多喝水，用温和一点儿的香皂每天洗一次基本就够了。重要的是保持会阴干燥，让真菌和其他病原体难以入侵。如果会阴、肛门或腹股沟处经常出现真菌感染，请务必保持干燥。用吹风机吹是个不错的做法，只要将两腿跨在马桶或浴缸上，从下往上吹就好了。注意，不要吹太长时间，也不要用太热的风吹！

阴毛及其造型——美式、巴西式还是日式？

阴毛

有些女性的私处像桃子一样毛茸茸的，有些则长着颇具摇滚范的丛丛杂草，不同女性的阴毛造型不同。人类的头发多种多样，阴毛也是：颜色有深有浅，形态有卷有直，分布有疏有密。阴毛大多长在阴阜上，会将大阴唇盖住；有的长得非常旺盛，会蔓延到其他地方，如腹股沟、会阴甚至肛门。更有甚者，阴毛会像爬藤植物一样向上生长，从肚脐一直长到比基尼区之外。

　　阴毛的颜色通常和头发的颜色差不多。但就像窗帘的颜色并不总和地毯的配套一样，阴毛的颜色也不和头发的颜色完全一样，阴毛颜色略深一些，因为其中的黑色素含量更高（我们的皮肤和头发中都含有黑色素）。阴毛的形态与人种有关：亚洲人和印第安人的阴毛，横断面呈圆形，很少卷曲；白种人的阴毛，横断面呈椭圆形，外形卷曲；黑种人的阴毛，横断面呈长椭圆形，卷曲程度非常高。

　　那么，为什么私处要长毛呢？一方面是为了在性交时保护外阴。任何一个刚刮完阴毛就来一场马拉松式性爱的人都将体会到什么是真正的"火烧屁股"。在石器时代，阴毛不仅能防止虫子爬进阴道，还可能是性成熟的标志。从理论上讲，无论老少，如果阴毛过于稀疏，总是不适合被视为潜在性伴侣的。此外，阴毛还是信息素的重要载体。女性通过阴毛散发特殊气味，向男性发出性成熟的信号。

　　私处脱毛具有悠久的历史。早在公元前 4000 年左右，全身脱毛就是一件很普遍的事情。甚至有证据表明，在古埃及时期，把全身所有毛发（包括眉毛和头发）都去除，是一种性感而高贵的举动。已发现的浮雕表明，12 世纪时，人们就已经知道私处脱毛了。到了 15 世纪和 16 世纪，在对"女巫"进行审判 [1] 时，所有被怀疑对象都要被去除全身的毛发，当时的人们认为女巫的魔力就藏在毛发中，他们还想以此找到"魔鬼的印记"，据说化身女巫的人身上都有标记。

在维多利亚时代，女性脱毛是为了远离阴虱，只有妓女才会留着"假发"来掩盖梅毒疹。

纳粹时期，女性拥有天然的阴毛成为风尚，这样的女人被认为是真正的"雅利安小姐"。第二次世界大战后，泳衣样式发生变化，比基尼越来越短。自 20 世纪 60 年代初开始，人们对体毛越来越重视。1962 年是非常重要的一年，这一年，乌尔苏拉·安德烈斯（Ursula Andress）化身"邦德女郎"，身着比基尼芙蓉出水般的电影画面引发了一场狂热的脱毛潮。然而，随着 20 世纪六七十年代嬉皮士和妇女运动的兴盛，拥有天然的"灌木丛"又成为一种时尚。

脱毛

女性脱毛的理由多种多样，有些人是不想在穿比基尼的时候阴毛若隐若现，有些人则觉得脱了毛更卫生，还有很多人表示脱了毛能让她们更深刻地感受性爱的乐趣。有的女性会选择一直脱毛，有的则只会在有性伴侣时脱毛。

最简单的脱毛方法是用刀剃。剃毛时，必须用干净的新刀

---

[1] "女巫"审判是中世纪至近代欧洲基督教迫害异端的一种方式，受害者多为女性。——译者注

片，千万不要用用过的刀片或者在浴室里放了很久的刀片。剃毛前得洗净私处，抹上剃毛膏，如果没有剃毛膏，至少也要打一点儿肥皂。如果对普通肥皂敏感，可以用护发素或者私处专用皂。理论上讲，应该始终沿着阴毛生长的方向剃，以免过度刺激毛囊。阴唇上的毛是朝各个方向乱长的，所以剃时比较棘手，除非你是个"理发大师"，否则自己很难操作。

脱毛膏能溶解阴毛中的蛋白质。因此，如果你怕剃伤自己，或者无法看见自己的阴唇（比如怀孕期间 ① ），那使用脱毛膏是一个好方法。但是，使用前一定要先测试一下自己是否对脱毛膏过敏。

另一种很流行的脱毛方法是蜜蜡脱毛，某些美容院还会采用糖水脱毛法。糖水脱毛比蜜蜡脱毛更难掌握。如果为你做蜜蜡脱毛的人经验不足，一旦操作不当，就会造成大麻烦：阴唇非常敏感，很可能因此而受伤。因此，选择一家口碑好的美容院至关重要。

目前，非常受欢迎的脱毛方法还有激光或光子脱毛法。这两种方法的原理一样，都是通过破坏毛囊进行脱毛。从医学角度看，激光脱毛效果更佳。不过，采用这种方法脱毛需要分次进行，虽说具体次数需要根据阴毛的多寡来决定，但少说也得脱 5 次。进行激光脱毛多多少少有点儿痛，这没办法。如今的激光脱毛仪器更加先进，完成脱毛所需的时间更短，脱毛过程中造成的

① 孕妇请参考脱毛膏外包装上的使用说明或遵医嘱。——译者注

疼痛感更轻。我建议你去专业的医疗机构脱毛。这些机构的员工都受过专业培训且具有相关资质。在通常情况下，专业的医疗机构会从知名制造商那里购买仪器，而不是使用廉价的仪器。这也是在医院进行激光脱毛通常比在美容院脱毛贵的原因。不要在不该省钱的地方省钱。一般的美容院通常使用的是便宜的仪器，所以脱毛才那么便宜。另外，大部分美容师都没有接受过专业培训。如果美容师对你的皮肤类型判断错误，你可能在脱毛过程中被严重烧伤，甚至可能留下瘢痕。

皮肤和毛发的颜色差别越大，激光脱毛的效果越好。因此，在皮肤颜色最浅的冬季去进行激光脱毛效果最佳。

脱毛并发症

除了被刀片刮伤，用刀剃除阴毛还可能带来其他风险。有的女性脱毛处会因为被细菌感染而长出红色的小疙瘩。如果感染加重，可能引发毛囊炎。如果没有及时接受治疗，患处可能出现巨大的疖肿。如果出现这种情况，千万别自己乱挤！此时必须接受外科手术，不过也不用过于担心，这不是什么复杂的手术。为了避免感染发生，建议你在剃毛后使用盐酸奥替尼啶一类的药物进行抗菌。

用蜜蜡脱毛法、糖水脱毛法或刀片脱毛后，可能出现毛发内生的问题。被剃掉或拔掉之后的毛发留有残端，而这些毛发残端不再具备可以穿过毛孔的能力，从而被迫向皮下寻找出路。这会在外阴上形成很难消退的小丘疹。有脓头的丘疹处理起来比较简单，直接挤掉就可以了，这样毛发也就跟着长出来了。如果看不见毛孔，但能感觉到毛发在皮肤深处，那么要先去除皮肤角质，才能动手挤。最好在洗完澡皮肤很柔软的时候用镊子夹出这根毛发。无论如何都要记得事后消毒！如果你自己不敢动手，还是去求助医生吧，他们有专业的工具。

定期去除外阴的死皮（可以在淋浴时轻轻用搓澡巾搓洗），可以防止毛发内生。

造型

阴毛有多种造型。比基尼式、跑道式、巴西式、好莱坞式、天然灌木丛式，这些是最流行的几种造型。几乎所有的造型我在临床上都见过，"茂密的丛林"有之，"荒芜的沙漠"有之，甚至和头发一样染成鲜艳颜色的也有之。

下面这些阴毛造型的名字几乎是全球通用的，无论你去哪一家脱毛店，只要说出名字，店家就明白你的需求了。接下来，我简单介绍一下这几种常见的阴毛造型。

比基尼式（Bikini）：所谓比基尼式造型，就是比基尼泳裤之外的阴毛被去除，能被泳裤遮挡住的阴毛则保留，只要保证穿比基尼时别人看不到阴毛就行了。

跑道式（Landing Strip）：所谓跑道式造型，就是阴部三角区左右两侧（包括大阴唇）的阴毛全部被去除，只保留中间窄窄的一道。

巴西式（Brazilian）：巴西人喜欢在沙滩上穿丁字裤比基

尼，从身后看只有一根非常细的布条隐于双臀之间，因此她们是最早采用比较极端的方式来脱毛的人。巴西人多毛，所以脱毛必须大刀阔斧，肛门、会阴、大阴唇、阴部三角区两侧的毛都要被去除。准确地说，巴西式造型并不是阴部一毛不留，而是只在中间的一个小三角形区域留一撮毛。现在流行的巴西式造型其实在巴西并不普遍，而是有 7 位来自巴西的女性在好莱坞开了一家脱毛店，她们给所有的女客人都脱成了这样的造型，人们这才给这种造型起了这个名称。巴西式造型曾引发一场全球性的蜜蜡脱毛风潮，这一风潮至今都没有止息。不过，现在好莱坞式造型抢走了它不少风头。

好莱坞式（Hollywood Cut）：所谓好莱坞式造型，就是阴毛（包括阴唇、会阴和肛门周围的所有毛）一根不留地全部被去除。现在很多人这样做是出于卫生考虑，不过并没有证据表明完全脱毛对私处卫生有任何好处。相反，阴毛的存在也许能抵御很多细菌和病毒的侵袭。

私处完全无毛有一点好处，那就是女性因此能看到自己的阴唇，对自己的外生殖器官将有全新的认识。很多女性暗自在心里把自己的造型和别人的进行比较，逐渐摸索出自己的风格，找到自己的魅力所在。如果"灌木丛"消失，露出了"地面"，但不符合自己的审美，那这个造型就不适合你。在这种情况下，你还可以重新拥有天然灌木丛式造型。

天然灌木丛式（Naturbusch）：在欧洲，这种阴毛造型以前是最常见的，但现在却难觅其踪。只有年纪较大的人才不受流行趋势的影响，保持这种传统的阴毛造型。在无毛造型的风潮达到顶峰时，欧洲约有 2/3 的女性是紧跟潮流的。过去的几年里，美国女性的阴毛造型有往多毛方向发展的趋势，相信在不久的将来，我们也会在欧洲看到更多保留阴毛的女性。

现在我们知道了，巴西式造型并不是阴部一毛不留，而是只在中间留下一小撮。在英语国家，包括美国、英国和澳大利亚，女性喜欢把阴毛脱个一干二净。不过，亚洲女性认为阴毛是时尚而性感的。日本女性认为脱毛是件荒唐的事，韩国甚至还有阴毛移植服务。就此，我们可以得出结论：阴毛造型这东西，萝卜青菜，各有所爱！

第二章
性爱与那声销魂的“哦”

女性的身体在性交时发生了什么？

鱼水之欢、巫山云雨、水乳交融、颠鸾倒凤、春风一度……虽然有无数形容男女欢娱的美好词汇，但性爱依然是一个似乎让所有人三缄其口却又十分关注的话题。关于这个话题，至今还有很多谜团没有解开。

在为写作本书进行调研的过程中，我惊讶地发现：与性交时的男性相比，性交时的女性身上仍然笼罩着一层神秘的面纱，存在很多疑点。之所以会这样，一是男性的性欲表达非常直观，比如阴茎勃起、射精。二是很多人觉得女性不必在性爱中获得快感。女性无须达到性高潮就能怀孕，这也是有关女性的性行为研究鲜有人问津的原因。可以这么说，很多人认为既然女性能够怀孕，管她们有没有快感，没必要探究了，反正结果都一样。其实在性交时，女性体内发生了很多生理变化，但人们很难像观察男性的性兴奋那样去直观地观察女性。在如何达到性高潮这一点上，即使是经验丰富的人，也不得不去探索新方法，因为女性的性反应并非一成不变。在本章中，我会向你讲述有关性的那些你应该知道的二三事。当然，这些知识都是基于最新科学研究成果得出的。

我始终将医生和性学家视为我最重要的身份。是的，我是个书呆子，以前是，现在还是，但我保证，这一章绝对能让你大饱眼福。请"扣紧安全带，关闭所有电子设备，收起小桌板"，我们即将"降落"到女性性行为的领地！

如果我们想从生物学角度对女性的性反应有所了解，那么最好从回答以下 3 个基本问题开始。

（1）女性性高潮时体内发生了什么？

（2）为什么"被进入"（理想状态下的）会感觉更好？

（3）阴蒂在此扮演了什么角色？

为了弄清楚性交时女性的身体发生了什么，我们先来看看过去的 80 年里取得了长足发展的性学研究成果。我们先从阿尔弗雷德·金西在 20 世纪 50 年代初开展的研究 [2] 说起。金西是 20世纪性学的拓荒者之一，他以访谈的形式采访了 2 万个美国人，询问他们的性经历和性偏好。研究结果令人震惊，这是第一次有人在公开场合讨论同性恋和自慰。金西将阴道描述为"发生性关系时敏感程度相对较低的身体开口"，并发现很多女性会在性交过程中暗自刺激自己的阴蒂，因为这是她们达到性高潮的唯一途径。金西还指出，成千上万的女性对"无法体会这种生物学上的稀有反应"而感到挫败。

要知道，在那之前，"歇斯底里"还作为一种疾病出现在医学课本中，弗洛伊德的精神分析法还大行其道。弗洛伊德认为阴蒂高潮起源于童年，因而是不成熟的，并不是真正的性高潮。女性进入青春期后必须通过阴道来达到真正的性高潮，之后就只需用阴道，而不是阴蒂来达到性高潮。总体来说，那个时候，端庄的女性不应该对性感兴趣，好女人只能在婚后发生性关系，并且目的只是为了满足丈夫的需求，而她们自己的需求只应该是成为一名母亲。直到 20 世纪 50 年代，这样的思想还牢牢地占据着人们的头脑，就像编好的程序一样，一代代地写进我们曾祖母、祖母和母亲的"硬盘"里。金西的研究引发了一场性革命，为威廉·马斯特斯（William Masters）和弗吉尼亚·约翰逊（Virginia Johnson）的闪亮登场奠定了基础。

马斯特斯和约翰逊都是性学家，他们的实验是在美国圣路易斯秘密进行的。他们在实验室里观察了 694 名男女志愿者做爱和自慰时的反应。他们在志愿者头部贴了电极，并实时记录他们的脉搏和呼吸频率，后来还尝试在女性阴道中装微型相机。在这些实验的基础上，马斯特斯和约翰逊在《人类性反应》（The Human Sexual Response）[3] 一书中首次描述了女性性反应周期的 4 个阶段。

第一阶段：兴奋期。其间，女性心率和呼吸频率加快；小阴唇和阴蒂头颜色变深，并开始肿胀；随后，整个阴蒂都肿了起来，阴道口敞开，阴道变得湿润、长度增加，子宫开始伸直（有时女性小腹里会有一种被牵拉的感觉），斯基恩氏腺开始分泌液体，阴蒂开始小心地从阴蒂包皮下向外探（与阴茎勃起类似）。

✳ **原来如此**

阴道附近有两大能在兴奋期分泌液体的腺体——斯基恩氏腺和前庭大腺，但阴道变湿润的最大功臣当属阴道壁中增加的血液。毛细血管中的血液急速流动会把血液压入阴道壁，这与挤海绵中的水的原理差不多。

此外，乳房也开始肿胀，乳头直立起来。不同的女性兴奋期的持续时间各不相同，时长与一种名为"多巴胺"的神经递质的分泌量相关。神经递质相当于聊天软件，身体通过它们把大脑中的信息传递给身体的相应部位。多巴胺是我们身体中奖赏通路上的神经元分泌的激素，也被称为"幸福激素"，在身体享受乐趣时，它会被释放出来，让我们感觉良好。此外，女性性交时身体还会分泌更多的雌激素，这些激素能让女性觉得自己很性感，女人味十足。

第二阶段：持续期（平台期）。其间，前庭大腺全速运转，再次让阴道口变得湿润。阴蒂持续肿胀，阴蒂头后缩。尿道在这段时间里也会发生反应（女性在这个阶段会有想尿尿的感觉）。此外，传说中的女性"射精"现象也在这一阶段出现。这种现象专业的说法是潮吹。潮吹时，斯基恩氏腺喷出的液体通常会被误认为尿，但实际上是一种类似于前列腺液的液体——尿道球腺液。潮吹并不是一种总能被预测到的生理现象，很多女性甚至都没有意识到自己曾经发生过潮吹，而且也不是每次都会潮吹。在持续期的后半段，女性乳房依然肿胀，但乳头开始回缩。科学家在此阶段发现了一种名为"性红晕"的现象：50%~75%的女性乳房下方的皮肤开始出现红色斑点，这些斑点会扩散到胸口、手臂、腿和面部，甚至在性高潮后依然可见。阴道外1/3段变窄，内1/3段顺势抬起。在这个阶段，女性手脚的肌肉还会不受控制地痉挛。持续期最长能维持3分钟。在这3分钟内，大脑开始释放另一种神经递质——催产素，它会带领女性进入第三阶段，即高潮期。

※ 原来如此

> 所谓"潮吹"，描述的是斯基恩氏腺喷出非常稀的分泌物的现象，这种分泌物与男性的前列腺液相似，人们在很长一段时间里都将其视为尿液。直到科学家对一些女性受试者开展了一系列特殊的实验，受试者在汇报时说她们在性交时会分泌一种清澈透明的神秘液体，这才揭开了潮吹的真面目。在受试者进入实验室前，工作人员给受试者静脉注射了一种会让她们的尿液变蓝的物质。注射后，受试者进入实验室进行自慰。研究人员发现，受试者的分泌物并不是蓝色的，这些分泌物含有与男性前列腺液类似的成分。这下总算弄清楚

了。不过，潮吹是如何发生的呢？潮吹通常在 G 点被适当刺激后发生，刺激物可以是手指、情趣用品或阴茎。潮吹可能发生在性交期间，也可能发生在性交后。不过，这无法习得，也强求不来，只能自己慢慢体验！

如果把性交过程比作在餐厅就餐，那么潮吹就是来自厨房的召唤，告诉我们菜品已就位。你如果在性交时感觉像尿了，把床单弄湿了，没什么不好意思的。要想嗨，就是要一团糟才对！

第三阶段：高潮期。 达到性高潮当然是高潮期发生的事了。法国人以他们特有的法式浪漫给这个阶段起了一个别致的名称——小死亡。在这一阶段，有很多事情同步发生：阴道口变得非常狭窄，子宫、阴道、盆底、尿道和肛周括约肌的收缩变得不受控制，当事人意识涣散，似乎脱离了现实世界，漫步在云端。因达到性高潮而出现的盆腔血管充血的生理反应渐渐消退，血液向身体各处回流。斯基恩氏腺喷出液体，发生潮吹。血液中的内啡肽含量骤增，这也是我们在高潮期很难感受到疼痛的原因（想一想，是不是性交过程再狂野你也不觉得疼？现在知道为什么了吧）。女性身体会释放大量催产素和催乳素，这两种激素将长时间留在体内，这也是为什么女性在达到性高潮后会变得十分忠诚。（顺便提一下，男性在性高潮前体内催产素的含量就达到峰值，这就是为什么男性在整个性交过程中都对自己的性伴侣十分着迷；而在达到性高潮后，男性体内的催乳素水平升高，导致他们对性爱的兴致缺失，反而想去喝啤酒，或者直接睡大觉。）目前已经发现，达到性高潮后，女性体内的催乳素水平依然略有升高，这可能是因为身体想为怀孕做准备，但这同时也让女性变得更加依赖自己的性伴侣。这也许是为什么女性在与"错的人"度过了浪漫一夜后，仍然反复查看他是否发了短信，并暗自希望他还能再打电话过来。

第四阶段：消退期。顾名思义，在这一阶段，肿胀消退，一般在 15~20 分钟内，一切将恢复如常。不过，阴蒂在这一阶段依旧十分敏感。如果愿意，女性可以再来一轮。连续多次达到性高潮的能力只有女性才拥有，这在生物界可是独一无二的！

这一切听起来好像很不错。但是，为什么最终获得快感的是阴茎呢？这不是与前文描述的相悖吗？要知道，阴蒂头才是女性性兴奋的中心、性爱界的女皇、性高潮的主要仰仗者啊！如果直接刺激阴蒂头，女性就能以最快的速度达到性高潮。当然，阴道口也有敏感的神经。但这就是女性性爱的全部吗？撇开个人的渴望或对伴侣的爱等情感因素不谈，女性阴道愉悦感的获得是一个很复杂的过程。要了解这个过程，我们必须了解阴蒂的特殊结构：阴蒂头、阴蒂体和两个阴蒂脚都"搭"在阴道和尿道上。在尿道和阴蒂头之间有勃起组织，在性交过程中，这些勃起组织就如同男性的阴茎海绵体一样充满了血液，从而使阴道变窄、尿道处于被压迫状态。你可以把阴蒂想象成一个充气游泳圈或者泳池中央的独角兽充气浮床：没气了，就塌下去；但是一旦空气"呼啦"一下子冲进去，所有部位就立刻舒展开了。此外，宫颈在性交过

女性的身体在性交时发生了什么？

程中承担了一项任务，那就是在被阴茎挤压时，负责通过神经纤维把信息传递给大脑，这一过程已经被头部磁共振扫描检查证实，这也是为什么很多女性在性交时想牢牢抓住自己的伴侣。[4]

如果伴侣做对了，阴茎就会感觉女性的阴道湿润且肿胀。阴蒂中充满了血液，大、小阴唇都变得很丰满。此时的阴道就像受到一个充了气的游泳圈挤压一样，里面的空间也会变小。

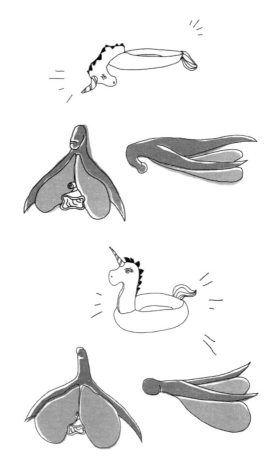

重点来了。当阴茎进入阴道后，阴蒂被压迫。"搭"在尿道和阴道上的阴蒂被阴茎推开，阴蒂根部下压耻骨。而当阴茎拔出时，阴蒂进一步舒展开，因充血而变得丰满，从而使阴道变得更紧绷。这让阴茎感到愉悦，因为从它的角度来说，经历是相似的：海绵体被压迫得越厉害，阴茎就越硬。这就是所谓的双赢吧，这种里应外合的游戏让男女双方都感觉良好。顺便说一句，这也是 G 点如此受追捧的原因。

长期以来，G 点是否存在都是医学界的未解之谜。20 世纪50 年代，妇科医生恩斯特·格莱芬贝格（Ernst Graefenberg）在杂志上首次对 G 点进行了描述：这是阴道前壁沿着尿道方向的一个性腺区（而不是一个点！）。此后，学术界还发现了更多东西。1998 年，我个人非常欣赏的让阴蒂重见光明的女英雄，来自墨尔本的泌尿外科医生海伦·奥康奈尔和她的同事内森·豪格（Nathan Haog）表示，他们通过对 13 具女性尸体进行解剖，发现仅仅通过肉眼根本看不到 G 点，但不排除它在显微镜下可见的可能性。[5] 后来，一组科学家在显微镜下发现了尿道下方左侧或右侧区域有神经血管复合物。[6] 另两组由以色列性学家兹维·霍克（Zwi Hoch）和英国罗伊·莱文（Roy Levin）领导的科学家也对此进行了研究，结果发现阴道前壁及附近区域有很多性敏感结构，比如尿道和内阴蒂。

※ **原来如此**

G 点不是一个点，而是阴蒂复合体下方的一个敏感区域。为了在性交时达到性高潮，约 80% 的女性需要直接对阴蒂进行刺激，约 20% 的女性则可以通过阴道达到性高潮，但前提是刺激了 G 点。如果阴蒂不参与进来，女性永远不可能达到性高潮——无论是否直接刺激阴蒂，但别想绕过它！

尽管如此，但并不是只要进行插入式性交就能直接刺激到 G 点，虽然有的女性能够通过刺激阴道达到性高潮，但这仅占 15%~20%，其他女性则必须通过刺激阴蒂来达到性高潮。德语中的阴蒂（Klitoris）一词很可能来自希腊语 Kleitoris（钥匙）。我们的"女皇大人"就是解锁性高潮的一把钥匙，她掌握着将我们带到性高潮的力量和密码。金西、马斯特斯和约翰逊说得对：普通的插入式性交不能直接刺激到阴蒂，很可能不是对的方式，因为它难以让女性达到性高潮。虽然有些女性拥有一根阴茎可能就足够了，但是大多数女性还需要手、手、手！

要求女性仅通过插入式性交就达到性高潮，禁止用手辅助，就如同让一位男性只通过按摩前列腺和阴茎底部达到性高潮一样，虽说不是不可能，但为什么非要做这样的限制呢？还是寻求手的帮助吧。

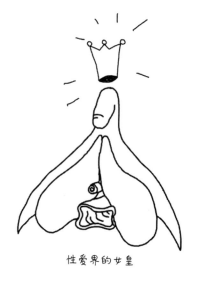

性爱界的女皇

刺激阴道还是阴蒂？还是都行？

我经常被问到有关性高潮的问题，所以这个话题还是值得单独花些篇幅讨论一下的。正如前文所述，女性性高潮出现在性反应周期的第三阶段。女性性高潮是所有高潮中人类了解得最少的，也是最具争议性的。很多女性只有在自慰时才能达到性高潮，还有很多女性只有在性交时刺激阴蒂才能达到性高潮，有些女性则只需通过普通的插入式性交就能达到性高潮，甚至有些女性只需要刺激乳头就能达到性高潮。但是，这些女性都是怎样的人呢？是所有女性都能达到性高潮吗？性高潮的意义究竟何在？刺激阴道和刺激阴蒂，哪一个才是女性达到性高潮的正确方式？

科学界对这些问题争论不休，目前形成了两派。一派的代表人物是苏格兰的斯图尔特·布罗迪（Stuart Brody）。他的观点是，阴道高潮是能习得的，能让女性感受到自己女性化的一面。[7] 他还推断女性只喜欢比较粗壮的阴茎，因为只有这样的阴茎才能让她们达到性高潮。另一派的代表人物是温琴佐·普波（Vincenzo Puppo），他认为并不存在所谓的阴道高潮，因为阴道只是个肌肉管道，并不存在 G 点。与之不同的是，主要由海绵体组织组成的阴蒂（他称之为"女性勃起系统"）十分敏感，所以女性的每一个性高潮都属于阴蒂，只不过每次被刺激的部位可能不同而已。[8] 即使女性对阴道高潮存在幻想，也无须感到失落。

加拿大心理学家吉姆·普法（Jim Pfaus）分析了很多数据后得出结论：女性性高潮是丰富多彩的、多变的。[9] 他主张不要把性高潮视作一个标准化的项目，因为条条大路通罗马——我认为这一观点是非常合理的。

实际上，我们女性可以选择用很多种方法达到性高潮。在造物主赠予我们的礼物中，有一些可以充当工具：我们可以直接手动刺激阴蒂，对大部分女性来说，这是最快的方法；还可以通过插入情趣用品或阴茎从阴道刺激阴蒂体和阴蒂脚，走运的话，有些女性也可以通过这种方式达到性高潮。简而言之，女性的性高潮离不开阴蒂，无论是直接参与，还是通过 G 点间接参与。有很少一部分女性声称自己通过刺激乳头能达到性高潮。乳头是阴蒂的"外勤人员"。目前人们已经发现，当女性乳头受到刺激时，大脑中被激活的区域与阴蒂和阴道被刺激时的区域完全一样。[10]
这也解释了为什么很多女性在乳头被抚摸时会感觉良好——大脑
也觉得这很舒服。

一项研究表明，与 20 多岁的女性相比，40 多岁的女性达到
性高潮的方式更多，而不是仅仅通过刺激阴蒂（我指的是只用手
或用具直接刺激阴蒂）。性经验丰富的女性可以通过"打组合拳"
轻易地达到性高潮，比如在阴道中插入阴茎的同时刺激乳头，或
者通过肛交刺激阴蒂（无须用手）。[11] 我们可以用一生的时间来
完善技能，向极致的性体验发起挑战。

性高潮并非生育的必要选项，那么为什么女性还会有呢？一
方面，这是对女性进行性行为的奖励。既然人类的繁衍主要依靠
女性，那么确保女性有意愿进行经常性的交配就十分重要了，毕
竟并不是每发必中，况且女性每个月只有很短的一段时间接受精
子。另一方面，女性在经历性高潮后会对伴侣更加忠诚，从进化
的角度来说，这对族群的延续是有益的：有了稳定的伴侣，女性
及其后代才能在严酷的环境中更好地生存下去。

有人认为，达到性高潮有助于排卵和受精卵着床，但这方面
的证据并不是很充分。女性能达到性高潮，更可能是因为阴蒂含
有海绵体组织，它是在胚胎发育过程中代偿给女性的一种男性阴
茎的对等物，这和男性也有乳头是一个道理。通往大脑的神经通
路是相同的，因此很显然，性高潮在女性和男性身体上的表现方
式是差不多的。

我们能从中得出什么结论呢？女性达到性高潮的方式多种多

样，因为女性也是千差万别的。这有点儿像过圣诞节，每个人都有自己过节日的方式：有的人吃土豆沙拉和香肠，有的人参加圣诞节弥撒；有时候在家和婆婆一起过，有时候则是去滑雪场过。因此，无论是用阴蒂或阴道达到性高潮，还是两者皆用，或者是少见的通过刺激乳头达到性高潮，结果都是一样的，只是过程有所不同而已。当然，每个人达到性高潮的方式也并非一成不变的。你想问我怎么看待性高潮？它让人感到美好和放松。

我希望大家能明白：很明显，造物主不只给了女性通过插入式性交这一种达到性高潮的选择。女性性行为的发生不是只能依赖男性，阴道也不是只能被动地等待阴茎到访，一直都不是。我希望女性能像男性那样，从世俗中解脱出来，无须阴茎辅助，只靠自己就能达到性高潮。性交是一种全身运动，女性需要把整个身体都调动起来，就像一架钢琴一次奏响多个音符一样。如果不想搞得太复杂，可以只弹奏一个八度音阶，单手演奏华尔兹舞曲也是可以的。但世界上所有伟大的钢琴演奏家都知道，要想演好一部杰作，不仅需要使用双手，而且需要投入充沛的情感，并进行充分的练习。

自己的快乐自己给

我想知道，有多少女性会和自己的闺蜜或妇科医生讨论自慰的问题？好吧，我很少见到有人会公开讨论自慰。我上学的时候，生理课上老师尽可能地略过了性交和自慰的部分，大部分时间都用来讲生育和婴儿相关的知识了。这是20世纪80年代美国中西部的情况，希望德国的情况能稍微好点儿。我们这一代人中的大部分人的性启蒙都来自德国青少年杂志《太棒了》（*Bravo*）中佐默（Sommer）博士的专栏文章，他会在文章中谈及性和自慰的相关知识。（在这里给年轻读者科普一下：《太棒了》这本杂志设了一个专栏，会公开讨论一切与性有关的内容，读者可以以信件的形式将自己的问题寄给编辑部。）无论男女老少，无论是单身还是在谈恋爱，绝大部分人都会自慰，只是频率有所不同，有的经常，有的偶尔罢了。

在19世纪末前后，也就是维多利亚时代，体面的女性是不能对性有追求的。女性要么是端庄而纯洁的，要么就是"堕落"的，即妓女。女性参与性交只是为了满足丈夫的需求和生孩子。自慰更是一种被禁止的行为，被认为是病态的。因此，那时的很多女性从未感受过性爱的美好，无论是自己一个人时还是和伴侣一起时。这样的社会风气甚至导致部分女性患上了一种名为"歇斯底里"的神秘疾病，其实就是长期处于性压抑状态的结果，没有其他病因。这种疾病的症状包括变得神经质、失眠、胯下潮湿、情绪波动大、有攻击性等。维多利亚时代的医生名声并不好，毕竟他们当时治病的主要方式就是放血，医院就是脏兮兮的死亡之屋。但有一种情况医生能够很好地处理：他们为患有歇斯底里的女性刺激阴蒂，直到患者歇斯底里地发作一场，然后就恢复健康了。哦，值得一提的是，这些患者经常欣然复诊。

有的时候医生会觉得太费劲了，治得手都抽筋了。这在当时的文献中就有记载，医生抱怨手指疼痛，担心无法满足患者的需求。此时就到了发挥创造力的时刻了，乔治·泰勒（George Taylor）博士于1869年发明了第一台以蒸汽为动力的振动器，并将其命名为"操纵器"。后来，随着电力的普及，第一台电动振动器问世。

最初，振动器只是用来治疗女性"歇斯底里"的工具。后来，振动器的秘密用途无法被隐藏了，它也因此变成了人们讳莫如深的东西。20世纪60年代，虽然人们还是遮遮掩掩的，但第一批情趣用品上市了。再后来，一些邮购公司开始在自己的产品清单上印振动器的广告：一位金发女郎举着一个名为"释放压力的按摩器"的东西——聪明的主妇当然深谙其意，所以会将购买这个放松神器的钱纳入家庭预算。

好了，历史就讲到这里。你可能还不知道，自慰对性爱来说特别重要。只有当一位女性知道自己喜欢什么的时候，她才能告诉或引导她的伴侣。此外，自慰还是减压的良方，能让女性更加悦纳自己。有的女性每天都会自慰，有的则只是偶尔尝试。有趣的是，人们发现性生活频繁的女性自慰次数更多，男性则不然。

自慰是需要练习的，特别是对那些从来没试过且感到不好意思的女性来说。这种羞耻感其实毫无意义。人生苦短，用自己的器官来享乐应及时，没必要思前想后。

欢迎来到大女孩的糖果屋

据推测，每 3 个美国女性中就有 1 个拥有情趣用品，德国的情况也差不多。如今，想要买情趣用品是一件非常简单的事情，很多电商平台上都有。可如果挑花眼了怎么办呢？我想给初用者推荐的是能放在阴蒂上方的那种振动棒。如果想要有被插入感，市面上也有相关产品，虽然它们的造型可能看起来比较大胆，但材质十分柔软，使用方式也有很多种。我个人并不推荐玻璃或木头材质的假阴茎，当然这也是个人喜好问题。现在德国市场上的热门单品是一种名为"豹美人"（Womanizer）的阴蒂吸吮器，厂家承诺 3 分钟就能让女性达到性高潮。

在任何情况下都不能把生活用品往阴道里塞。很多在急诊室值过夜班的妇科医生都接诊过因自慰而出事的病人，自她们阴道中取出的东西，从腋下止汗走珠瓶的瓶盖到香蕉，无奇不有。我的同事接诊过的最严重的病例是一个用未开封的起泡酒瓶来自慰的女性，软木塞划伤了她宫颈上的动脉，导致她因大量失血而必须接受紧急手术。我的建议是：在家里备几个情趣用品吧，至于香槟还是留到圣诞前夜再享用为好。

爱之殇——当性交造成疼痛

在理想世界里，所有女性都可以轻松自在地享受性生活，不用感到羞耻，也不用承受痛苦。但回顾我在工作中遇到的形形色

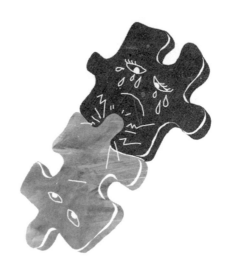

色的患者，以及我自己的个人经历，我深刻地意识到：似乎全世界的人们都在享受美好的生活，但热闹是别人的，我什么都没有。幸运的话，我们可能拥有善解人意的伴侣，他们不会给我们施加太大的压力，但即使是这样，我们可能还是经常觉得自己哪里不适。

我们当然可以选择直接去看医生，但在此之前得先确定自己哪里出了问题，而这通常需要付出一定的耐心和进行进一步的观察。仔细确认一下不舒服的部位是哪里——最常见的是阴道口，其次是下腹部。

阴道口是女性最敏感的地方之一，这一点我已经在第一章阐述过了。不适也分很多种。有的说，第一下很不舒服，后面就好了；有的说，虽然一直有疼痛感，但还能忍；还有的一直感觉很疼，希望赶紧结束（有人确实也是这么做的）。如果性交时感觉阴道口疼痛，需要用排除法来查找根源。首先需要看是否被感染了，这并不是说感染是最常见的原因（确实不是），而是因为这是最容易确认的。如果不是被感染了，那么原因就复杂了。

让女性在性交过程中感觉疼痛的罪魁祸首可能是衣原体和淋球菌，它们分别是引发衣原体感染性疾病和淋病的病原体，至今还在人类的世界里兴风作浪。不幸的是，它们经常同时出现在前庭大腺中，引发让人极度不适的前庭大腺脓肿。如果这些病原体向上走，可能引发输卵管炎，并对女性生育能力造成影响。因此，及早发现非常重要。

单纯的阴道菌群失衡或真菌感染也会使女性在性交时感觉疼痛，但说实话，这通常不是造成阴道口疼痛的原因。感染疱疹病毒也会造成阴道口疼痛，痛感极强，让人根本没心思干那事（患者会倾向于挂急诊求助妇科医生）。

如果排除了感染，那阴道口疼痛可能是体内雌激素缺乏造成的。你应该还记得，在第一章中我提到过，阴道口、阴道前庭及阴唇后联合（"6点钟位置"）有大量雌激素受体。雌激素是女性体内重要的性激素，如果体内雌激素不足，这些部位很快就会有感觉。但是，是什么造成女性雌激素缺乏呢？

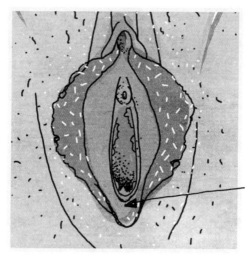

阴唇后联合

我们先把最常见的"罪犯"揪出来，再讨论那些出其不意的"捣乱分子"。

造成阴道口疼痛最常见的原因是，女性进入更年期后体内雌激素水平下降造成的雌激素缺乏症。有太多女性犯了一个致命的错误，那就是她们认为一旦更年期症状（如潮热等）消失，阴道的灼热感也会随之消失，但事实上阴道的灼热感只会越来越重。体内缺乏雌激素，阴道黏膜和外阴皮肤就会萎缩，变得像纸一样薄，严重影响女性阴道的健康。如果及时治疗，这些症状是可消除的。我在这方面是专业的，本书第七章将会向你详细讲述如何将你的阴道从衰老和疾病中拯救出来。

雌激素缺乏症还可能是由避孕药、含孕激素的宫内节育器和其他药物的使用引起的。如果持续数月服用雌激素含量过低的避孕药，一些女性可能出现阴道黏膜萎缩。目前尚不清楚为什么会出现这种现象。更令人遗憾的是，这种情况无法通过任何形式的事前检查规避。如果你在吃避孕药，并且心里有疑虑，请务必换一种药，或者停药至少 3 个月，然后观察一下结果。顺便说一句，这类黏膜问题最常出现于使用孕激素避孕法避孕的情况，比如服用迷你避孕药（只含孕激素，不含雌激素）或使用含孕激素的宫内节育器。如果你对此有所怀疑，我建议你最好直接停用。对那些别无选择的人，可以试着用含雌激素的药膏涂抹阴道口，以重建那里的皮肤或黏膜。

　　雌激素缺乏症也可能出现在因为其他原因，比如体重过轻或者从事竞技运动（这两种情况对身体都不好）而月经不调的女性身上。身体因负担沉重而自动切换到生存模式，把血液节约着用。如果你特别瘦，阴道口还很疼，请直接去看妇科医生，确认一下体内是否缺乏雌激素。如果你还在服用迷你避孕药或体内安了含孕激素的宫内节育器，雌激素缺乏的问题可能越来越严重。我给女性竞技运动员的建议是，把你的问题向信得过的队医说一说，在训练计划或饮食计划的内容上做些改变，因为几个月不来月经不仅对阴道有害，长此以往还会造成骨骼损伤。（我将在第三章详细讲述这个话题。）

　　如果读到这里，你还是没有看到造成自己阴道口疼痛的原因，请不要着急，我还没说完。经阴道分娩也可能导致阴道口疼痛。如果你接受了会阴侧切或者外阴大范围撕裂，伤口可能造成阴道口疼痛。幸运的是，女性的身体早已做好了安排：在大部分情况下，女性分娩后一切将恢复正常，但总有一部分女性在艰难地分娩后受伤。侧切瘢痕，特别是瘢痕疙瘩，可以通过手术治疗；如果手术解决不了，我建议你向值得信任的妇科医生进行有针对性的咨询。

还有一个可能造成阴道口疼痛的原因是一种名为"外阴硬化性苔藓"的自身免疫性疾病。这种疾病并不罕见。据估计，有 2%~5% 的女性会在一生中的某个时段染上这种病。① 如果女性患有外阴硬化性苔藓，免疫系统会攻击外阴和阴道口的皮肤，破坏弹性纤维和皮肤中的其他成分。这种疾病间歇性发作，发作时会导致私处奇痒无比。不幸的是，这种疾病经常被误诊为真菌感染，从而导致患者接受错误的治疗。大多数患者都经历过漫长的寻医问药的过程，有人可能直到私处皮肤变白、小阴唇消失才被确诊。对外阴硬化性苔藓患者来说，早期诊断和及时治疗很重要，但这往往困难重重。关于这一点，我将在第四章详述。

顺便说一句，阴道口疼痛经常会被诊断为"阴道前庭炎"或"阴道前庭综合征"。这通常是妇科医生通过排他性诊断的方法做出的诊断，也就是说，医生排除了所有可能性，走投无路了，只能下这样的诊断。我个人很不喜欢在病历本上看到这样的诊

---

① 临床上，外阴硬化性苔藓实为一种罕见病，发病率没有文中提及的这么高，黄种人的发病率更低。——译者注

断。有时医生会过快做出阴道前庭炎的诊断，然后就没有然后了——时至今日，人们还在苦苦寻觅治疗阴道口疼痛的可靠方法。阴道前庭炎的典型表现为阴道口有持续不断的灼热感，患者大多数时候根本无法性交。即使有的人能忍住疼痛进行性交，也会在阴唇后联合处留下神秘的裂口。乍一看，大多数"阴道前庭炎"患者的阴道口完全正常，有些阴唇后联合（"6 点钟位置"）处发生轻微的红肿，有些则在"4 点钟位置"或"7 点钟位置"发生红肿。在通常情况下，这种红肿无法通过涂抹药膏或其他方法得到改善。我在临床上如果遇到这样的患者，首先会建议她们停用避孕药，以确认疼痛不是由潜在的雌激素缺乏引起的。有的医生可能让患者服用抗抑郁药，或者让患者在性交前涂抹麻醉药膏来缓解症状（但从长远来看，这些所谓的"救命方法"只是"救命稻草"，都是人们在走投无路时才使用的，实际上没有任何积极意义）。有的患者通过做手术切除阴唇后联合的皮肤而被治愈，至于为什么这种方法只对某些人有效，无人知晓，我不会轻易让患者这么做，因为手术伤口可能更疼。看了这么多所谓的治疗方法，我们就知道医生和患者有多绝望了。有时候，阴道口疼痛会自行消失。但大多数时候，漫长的诊断和治疗过程令患者备受煎熬。因此，我一直主张与患者进行同步谈话，以缓解患者的心理压力。

现在说说最棘手的情况：身体没有感染，没有患雌激素缺乏症（停了药也没有用），没有因为经阴道分娩而在阴道口留下瘢痕，没有患外阴硬化性苔藓，阴道口没有持续不断的灼热感，只是在性交时疼痛。如果你遇到的是这种情况，那么造成疼痛的原因很可能是你从心底抗拒和伴侣发生性关系。有时候，阴道很聪明，会试着告诉我们其实我们还没准备好。这在心身医学上被称为"性交困难"，这意味着，你的身体在说"不"。

※ 原来如此

做爱时，有些女性即使阴道湿润也感到阴道口疼痛，这大多是心底抗拒导致的。为什么会这样呢？因为身体并不一定能感知我们的心理。阴道之所以会湿润，是因为被阴茎刺激后血液流动加快了。也就是说，即使我们不太情愿，阴道也会湿润：虽然面对的不是对的人、不是在对的场合，但我们的生殖器官还是反射性地做出了它该有的反应。男性面对不喜欢的女性仍能勃起就是一个很好的例子。

出现这种情况的原因可能有很多种。例如，虽然你已经和男方确定了关系，但还是想去别的地方或者不想和他发生性关系。有时候，这只是你对伴侣不满的一种表现，因为伴侣可能在床上或床下都表现得很自私，也许他没有花足够的时间做前戏，也许他只是技巧不佳，而这些都让你对伴侣缺乏"性"趣。但是相比抗争，女性更多会选择屈服，并接受并不想要的性行为。当然，这也可能源于更深层次的原因。以往糟糕的体验、父母带来的耻辱感或其他创伤，都是潜在的原因。根据我的临床经验，有太多太多女性因青少年时期被性侵而患上了性障碍。

　　我并不是那种喜欢将女性的问题轻易归结为心理问题的人，请相信我，我和你站在同一阵线。我也有过类似的经历，而且我知道，一旦心理层面的问题解决了，很多事情也就豁然开朗了。我曾经想和我当时的男友分手，但一直犹豫不决，这不仅让我忍受了 4 年糟糕的性生活，而且浪费了很多时间。如果你已经感觉到了一丝端倪，我想告诉你：听从自己内心的声音。诚实面对自己非常重要，如果你认为面前是一座难以逾越的大山，那应该考虑进行心理咨询。如果你发现一段关系中存在问题，和男方进行开诚布公的谈话是让这段关系继续前进的唯一办法。无论是男人还是女人，都是普通人，而且每段关系都是千差万别的。即便是争吵、讨论或者去向婚姻咨询师咨询，也好过闭口不言，因为只要开了口，事情就解决了一半。只有这样，男方才有机会告诉你，他纠结的是什么，是否接受批评，还是觉得自己受到了侮辱；你也能判断，他是不是真正适合你的另一半。

　　接下来我们来谈谈性交时下腹部疼痛的问题。如果性交时，每次阴茎抽动你都感觉下腹部疼痛，那必须再次启动小雷达去搜索一下原因。对妇科医生来说，感染与否是第一个需要确定的。逆行感染甚至可能上行至输卵管，并造成永久性损伤，导致女性难以受孕。如果真的造成了这样的后果，那就太令人惋惜了，毕竟这完全是可以避免的。妇科医生通常会对患者进行白带常规检查或尿液检查，以排除某些感染。B 超检查也是必不可少的，因为卵巢囊肿也可能造成下腹部疼痛。卵巢囊肿大多是无害的，只是会在女性做爱过程中以造成疼痛来彰显自己的存在。子宫肌瘤也是一样，它们通常是子宫内比较温和的肌肉结节，但就像恼人的邻居一样，会时不时来烦我们一下。我会在第六章详细介绍卵巢囊肿和子宫肌瘤。

还有一种会造成女性下腹部疼痛的疾病，那就是子宫内膜异位症。女性患上这种疾病后，子宫内膜不是生长在它本应该生长的位置（子宫壁内膜层），而是长到了其他部位，比如子宫壁肌层、子宫顶部、膀胱或肠道中，从而在女性经期引发严重的疼痛感，有时在非经期也会引起疼痛。我会在第三章和第六章详细聊聊子宫内膜异位症。

很多曾经做过腹部手术的女性在性高潮来临时会感到下腹部疼痛。为什么会这样呢？因为腹部手术可能造成粘连。所谓粘连，就是术后瘢痕组织增生，将器官粘在一起，有时只是稍微粘在了一起，有时则很牢固。设想一下，剖宫产后，子宫与腹壁或部分肠道粘连在一起，性交时子宫被剧烈牵扯，所有粘在一起的器官都跟着动。达到性高潮时，子宫收缩，粘在一起的器官也会跟着做出反应。在大部分情况下，粘连不是什么严重的问题，如果感觉没有大碍，那放轻松就行了。如果疼痛到难以忍受的地步，那么可以通过手术解决。但要知道，手术可能再次引发粘连。还有一种可能，伴侣如果阴茎过于粗壮，或者在性交时太过用力，也可能造成你下腹部疼痛。特别是采用狗爬式或者勺子式的性交姿势时，阴茎通常插入得很深，从而造成你下腹部针扎般的疼痛。因此，必须告诉你的伴侣：小心！

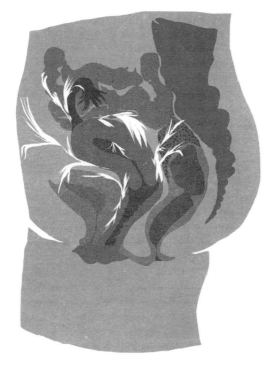

粘连可能造成性交疼痛

做爱不如追剧?

下午 6 点,下班,回家,吃晚饭,看电视或者上网,其间还时不时跟朋友聊聊八卦。最迟到晚上 9 点,德国有些女性就开始琢磨如何才能躲过今晚的性行为了。当做爱如同熨衣服和清理咖啡机一样出现在待办事项清单上时,一段关系就会变得紧张。那么,如果没有"性"致,该怎么办呢?

女性性欲减退有很多种表现，让我们先来看看第一种——感觉自己的"性"致比伴侣的低。如果男女双方的需求开始出现不匹配的情况，那么这种感觉会时不时出现。最初一拍即合的那种炙热已经冷却。可能女方两三周一次就够了，男方则隔一天就想来一次。不过，当女方被动地参与其中时，又会被调动起兴致，变得湿润并享受其中。

第二种，曾经爱得发狂，但再而衰，三而竭。一旦出现这样的情况，阴道就不会像之前那样湿润，有时还得使用润滑剂。做爱变得像上班一样，例行公事而已，毫无热情可言。

第三种，从未真正享受过性生活，至少没有别的女性那么享受。如果让这些女性来选择，她们宁可什么也不做。性对她们来说是强制性的，不能带给她们任何乐趣。对她们来说，性交疼痛一点儿也不陌生，就算不疼，她们只要闭上眼睛，思绪就飘到十万八千里之外了。

也许你觉得自己符合上述三种情况中的一种，或者兼具其中的两种或三种，也许你是那种在"没兴趣，别烦我""你要做我也没意见"和"我需要你"之间来回跳跃的人。我们知道，大脑在女性性行为中扮演着重要的角色，这一点我待会儿再说。作为一名医生，我非常不愿意把女性性欲减退的问题轻易归结为心理问题。相反，我更希望从生理方面入手，寻找女性"性"致缺乏的原因，因为这样能更快地找到解决办法。当然，性欲低下可能兼具生理方面和心理方面的原因，但是在做全盘分析前，还是先逐个击破为好。

女性快感的头号杀手就是紊乱的内分泌系统，而女性内分泌系统紊乱通常是由采取激素避孕措施和进入更年期引起的。无论是服用避孕药、上含激素的阴道避孕环、放置含孕激素的宫内节育器，还是注射避孕针等，只要采取的是激素避孕措施，从长期来看都会导致性欲减退。这一过程通常是渐进的，血液中游离睾酮的水平是逐渐下降的（是的，我们女性也需要睾酮，它是影响性欲的关键因素之一）。起避孕作用的人工合成激素会抑制卵巢活动，而卵巢是女性体内分泌睾酮的器官之一。你可能感觉自己越来越"中性"，做爱频率越来越低，对伴侣越来越不耐烦。如果出现这种情况，首先应该换一种避孕措施，看看会不会有什么变化。如果换了 3 种激素避孕措施后情况还没有得到改善，那我建议你采取非激素避孕措施，如放置含铜宫内节育器（后文将详述）。

小贴士

如果你在接受抗抑郁治疗，需要知道的是，某些抗抑郁的药物可能造成性欲减退，尤其是 5- 羟色胺选择性重摄取抑制剂（SSRI）。如果你正在服用此类药物，告诉医生你对性欲减退的担忧。也许有既不影响性欲又能摆脱抑郁症的方法，说不定就是美好的性体验！

遗憾的是，进入围绝经期后，由于血液中的性激素水平越来越低，女性毫无"性"致的情况也越来越频繁。有一项测试可以检测你体内的性激素水平，但是你最好在做好接受治疗的准备后再去做这项测试，因为控制血液中性激素的含量可能花费巨大，而且很可能无法达到立竿见影的效果。调整性激素水平的方法因人而异，如果只是缺乏性激素，可以通过服用天然激素和人工合成激素进行治疗（我会在第七章详细阐述），但造成性欲减退的原因远远不止性激素缺乏这一点。

下面我们来看看女性的第二大快感杀手——压力。女性的性欲会被巨大的身心压力扼杀，男性的情况则可能恰恰相反！很多男性需要通过做爱来减压，而我们女性的减压方法则可能是去美容或者打扫屋子。原因很简单：身体处于高压状态时，肾上腺素水平升高，它会向机体发出危险信号。石器时代，我们的祖先经常遭遇敌对部落或野兽的攻击。感受到压力的祖先身体自动切换到"生存模式"，什么做爱，什么后代，统统靠边站。我们的祖先是跑步达人，她们可以通过跑步释放压力。如今，当受到野兽攻击、被堵在高速公路上或者因同事长时间请病假而工作量骤增的时候，我们也必须找到减压的方法。这意味着，我们需要找时间运动一下，或者练练瑜伽、蒸蒸桑拿。如果身体向你发出了信号，告诉你它的压力太大了，那你必须调整自己的生活方式。

不过，上述减压方法通常达不到减压的目的。而这对我们的性生活会产生什么影响呢？让我们走进性学，看看专业人士是怎么解释性的秘密和陷阱的。

目前已知的最好的理论之一，是美国印第安纳州金西性学研究所科学家埃里克·詹森（Erick Janssen）和约翰·班克罗夫特（John Bancroft）提出的"双重控制模型"。双重控制模型理论主要探讨的是大脑和心理如何对性相关事物做出反应（我之前提到的女性性欲减退的心理原因就源于该理论）。该理论认为，人们的大脑中有一个持续活跃的系统，它会评估环境中可引发性刺激的内容。这个系统被称为"性激励系统"（Sexual Excitation System），我们通常将其比作"油门"。踩"油门"就是激活大脑中所有与"性感"相关的内容，比如某次触摸、某种气味和某部电影。平衡起见，人体内还有一个评估周围潜在危险的系统，如果现在还不是"抛头露面"的好时机，它会向我们发出信号。这个系统被称为"性抑制系统"（Sexual Inhibition System），我们通常将其比作"刹车"。任何我们听到、看到、闻到、感觉到甚至想到的事情都可能让我们的大脑踩"刹车"。这两个系统全天候作业，只不过在我们的潜意识中运行。

这一理论的优点是，我们可以在它的基础上将各种性障碍进行分类。如果你的"油门"非常灵敏，那你就比较容易兴奋起来；如果你的"刹车"更灵敏，那你就比较慢热，或者容易出现性障碍。在理想情况下，人体内的这两个系统处于平衡状态，我们不会饥渴到去骚扰超市收银员，也不至于完全戒色。男性的"油门"通常比女性的更灵敏，而女性比男性更容易"急刹车"。但这并不代表男性比女性"好色"（提个醒，请将"性冷淡"一词从你的词典中划掉），只不过他们比我们女性更难抽身罢了。

有助于我们踩"油门"的事物有：

• 上衣失踪的"雷神"克里斯·海姆斯沃斯（Chris Hemsworth），
  或者布拉德·皮特（Brad Pett）、查宁·塔图姆（Channing
  Tatum）……

• 阴蒂的振动感，

• 初恋的味道，

• 邻居做爱的声音，

• 男人的美手，

…………

会让我们踩"刹车"的事物有：

• 害怕受到社会谴责或者担心承担法律责任（这就是我们不
  敢在某些公共场所或者父母都在家的夜晚做爱的原因），

• 担心怀孕或得性病，

• 因为有赘肉而感到羞耻，

• 伴侣的阴茎闻起来有异味或外观不讨喜，

• 恋爱中的愤怒和失望，

• 孩子在旁边的房间里哭，

• 对性行为感到羞耻或厌恶（通常与童年经历有关），

• 对性交疼痛的担心，

• 担心无法达到性高潮，

• 婆婆到访，

…………

每一位女性都在漫长的岁月中形成了这样一份独属于自己的

清单。如果发现身体发生任何相关的故障，应该系统性地处理故障，检查自己的"油门"和"刹车"。越了解组件，操作起来针对性就越强。很多女性认为根本没什么能让她们"性"致盎然，因此她们很难享受性爱。但对大多数女性来说，其实问题更多出在"刹车"上，而不是"油门"上。我们知道，"刹车"喜欢擅自行动，而多数情况下我们并不知道为什么大脑踩了"刹车"。有过糟糕的性经历，或者童年时期种下了消极的性爱种子，都可能让我们的性生活乌云一片。

控制我们行为的不仅仅是"刹车"和"油门"，我们所处的环境也相当重要。这是什么意思呢？所谓环境，包括内部环境和外部环境。举个例子，如果我闻到了特别喜欢的男士香水味，但却是在葬礼上，我当然不会产生什么冲动。如果我正在生气，伴侣却在这时毫无眼力见儿地想来挑逗我，结果也是一样：我根本不想笑，只想送他个白眼。但如果伴侣跟我一起去加勒比海度假，他的身体散发出好闻的气味，那么当他在宾馆挑逗我时，当然就水到渠成了。一切都取决于当时的环境。[12]

如果性欲减退，怎么办呢？如果你符合前文提到的第一种或第二种情况，下面的几种方法也许对你有用。

- **运动。**运动对提高性欲来说好处多多。运动能让人感觉良好，能释放压力，使身体变轻盈。担任全职工作、孩子年幼、参加在职培训、失业……这一切都让人压力很大。要想通过运动提高性欲，需要做到两点：一是要运动到流汗的程度。所以，仅仅是进行无聊的健步走，或者虽然和闺蜜一起去了健身房，但只在器械前聊八卦，根本没用。你要去跑步、跳尊巴舞或骑动感单车，去做那些能让人呼吸急促、流汗的运动。二是要时不时地换一种运动。如果只是疯狂地跑步，那会给身体带来压力；如果总是做同一种运动，身体还会感到无聊（你自己也会）。

• **将情趣用品带进卧室。**20 世纪 80 年代以来，情趣用品产业取得了长足的发展。肉色的橡胶阴茎和坚硬的塑料振动器已经被市场淘汰，一系列新产品陆续进入市场。进入互联网时代后，这些情趣用品很容易就能在电商平台购得。你也可以去情趣用品实体店购买，那里的工作人员会很乐意为你介绍每种产品的特点，你可以用手感受一下。

这一切的前提是，体内的"刹车"没有那么灵敏。如果你对自己所维持的这段关系感到不满意，或者你受到疾病的困扰，上面提到的方法都没什么用。如果你因为某些原因而从未真正享受过性生活（前文提到的第三种情况），也许只有专业人士能够帮助你。

前路茫茫——无法达到性高潮怎么办?

来吧，该怎么样就怎么样。

——库尔特·科贝恩（Kurt Cobain）

如果无法达到性高潮呢？现在我们就来解决这个问题。性高潮是一种特殊的体验，可以消除性紧张感。有人将性高潮时的感觉形容为从身上压过去一场雪崩，有人将其形容成坐过山车——一直上升、上升、上升，忽然停住，然后向下猛冲。真正的性高潮会让你失去控制，感觉无限膨胀。之后，所有紧张的情绪都消失了，你感觉一切都很朦胧，颤抖着，轻松而温暖。

对某些人来说，如果偶尔没有达到性高潮，她们并不会觉得有什么异样。就像在餐厅享用一顿大餐，就算没有做到空盘，还是觉得这顿饭很可口。但如果很少或从未享受到性高潮的快感，这对自己和伴侣来说都是一件令人沮丧的事。如果真的很努力了，可就是无法达到性高潮，这可能影响夫妻关系：你既感到良心不安，又对卖力的伴侣感到失望，怀疑是不是哪里出了问题。你的伴侣很可能恍然大悟，认为一切都是你的问题："其他人都成功了！""还没听说过谁抱怨无法达到性高潮的！"闺蜜有时也会火上浇油，说自己"轻轻松松就达到了性高潮"，这很可能成为压倒你心理防线的最后一根稻草。你会觉得自己有生理缺陷，必须得去治；甚至感觉自己像一只站在海滩上的旱鸭子：其他人都能在大海里畅游，只有你孤零零地杵在那儿。

亲爱的读者，今天我就来给你上一堂有关性高潮的课，我只讲理论知识，告诉你怎么做才能解锁达到性高潮的技能。如果你是我的病人，告诉我你在性爱中无法达到性高潮，那么我会确认你符合以下两种情况中的哪种情况：

（1）通过自慰可以达到性高潮，但是采用传统的插入式性交却不行；

（2）无论是自慰还是做爱，都无法达到性高潮。

"敲黑板"！这堂课的重点都给我记住了：性高潮不是你可以控制的，你要创造条件让它发生在你身上。也就是说，达到性高潮是身体的自主行为。你可以助力，但无法强迫。

如果通过自慰可以达到性高潮，那太棒了，因为你已经手握真经了。也就是说，你知道自己喜欢什么，知道需要如何做才能达到性高潮。

现在是时候离开浅水区，前往深水区了。一开始需要克服恐惧感，但请相信我，你一定做得到。

自慰能让你达到性高潮意味着什么？我们已经知道了，你可能是在自慰时刺激到了阴蒂，从而找到了达到性高潮的钥匙。你必须敢于在伴侣面前自慰。一方面，这能告诉他你喜欢什么；另一方面，你能因此达到性高潮。如果对方喜欢看到你赤身裸体（他肯定喜欢！），那你们的关系肯定到了你可以轻松向他展示自己身体的程度。来吧，勇敢一点儿，告诉他你最喜爱的刺激方式是什么。这也是一种建立信任的方式，因为内容实在是太私密了。大部分男性都为自己能观察女性的身体而感到非常开心。你的伴侣也会欣然接受他看到的东西。之后，你可以继续进行自我刺激。有一点怎么强调都不为过，那就是 80% 的女性在性交时需要刺激阴蒂才能达到性高潮。如果你在上面，那和阴蒂一起玩吧。如果你在下面，让对方给你腾出空间（比如让他收腹），这样你就能跟阴蒂互动起来了。如果他在你背后，那就和你的阴蒂玩到性高潮到来吧。你如果已经习惯了通过刺激阴蒂达到性高潮，现在想仅仅通过阴道就达到性高潮，可以尝试一下（但是不要勉强自己！）——在性高潮来临前停止刺激阴蒂，并观察你的阴道能否自己走完最后几步。如果不能，可以再次用上自己的手。你现在已经能自在地游泳了！如果你通过刺激阴道就能达到性高潮，那太好了，你还有能力多学几种泳姿。不过，也有可能你这次仅仅刺激阴道就达到性高潮了，下次却不能了，这很正常。性爱是一种生理行为，不具有均一性，也不受控制。这就和天气差不多：今天天晴，明天就可能打雷下雨。此外，如果男方能通过口交而非插入式性交让你达到性高潮，这也挺好的。很多人将口交视为前戏的重要组成部分，那让其成为女性的主战场也未尝不可。

如果你从未享受过性高潮，那可能是因为你从来不自慰。不自慰的原因有很多，大部分女性是感到羞耻，或者认为自慰是不洁的。这通常是意在遏制性欲的古板教育的产物。此外，有些女性很小的时候就与父母分开，或者生在非常保守的家庭，保守的观念深深植根于她们的思想，后来面对自己天然的性欲时就出了问题，因为她们不知道该怎么做。

首先，我要告诉你，你不是一个人。其次，你可以。

第一步是了解自己的身体。阅读本书第一章，拿起镜子，再看一遍自己的身体。找到阴蒂，和它交朋友，它对你是充满善意的。如果你的脑海中出现了负面的声音，比如"太龌龊了""太脏了"或"已故的格尔达姨妈正在注视着你"，请正视这些声音，

69

它们就在那里，但此刻与你无关。不要试图立刻摆脱这些想法，就让它们在那里待着吧，它们会自行消退的。

　　如果你已经熟悉了自己的身体，请让我们进入第二步：正视自己的身体，正视自己的性欲，勇敢尝试一次。如果你达到性高潮了，那太好了！如果没有，那就期待下一次。通过练习，你会对自己的身体有更深入的认识。我再说一遍：你无法控制性高潮，只能任由它自然发生。只关注能让自己感到舒服的事情，别太在意最终的结果。

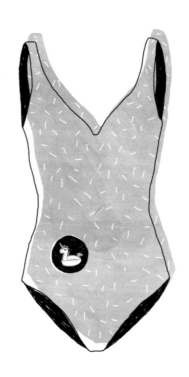

如果你已经掌握了自慰的技巧（你可以的），那么恭喜，你已经过关了，可以自由遨游了。

如果你始终不敢入水，可能有更深层次的原因，而这不是看一本书就能解决的。遭受过性虐待或有过其他创伤性经历可能在你的灵魂深处留下痕迹。如果你是这种情况，我建议你和信得过的妇科医生联系，请医生帮助你。

第三章
月经——一场暗潮涌动的红毯秀

正常的月经

你还记得第一次来月经时的感受吗？20世纪80年代，初潮让有些女性感到震惊，也让有些女性感到解脱，而对大多数女性来说，初潮带给她们的则是一种五味杂陈的感受——既兴奋、开心、好奇，又觉得羞耻。无论如何，初潮都标志着女性从儿童时期进入了青春期。不管你是在美国还是在乌干达，是在厄瓜多尔还是在西伯利亚，在这个世界上，可以说几乎每一位女性都会经历初潮。但时至今日，世界上的某些地方仍然将月经视为禁忌，认为来月经的女性是不洁的，必须被隔离起来。在德国，大环境还可以，但仍有改善的空间，人们可以用更轻松的态度来谈论这个话题（你看，是不是卫生巾广告中的液体还是蓝色的？）。

月经将伴随女性走过约一半的人生旅程，与它保持健康的关系十分重要，不要为来月经感到痛苦，也不要和它对立起来。当然，这说起来容易做起来难，月经有时的确会给我们带来麻烦：你可能正好没带卫生巾，偏偏还穿了一条新买的浅色牛仔裤；痛经使你疼得直不起腰；火热的约会正在进行，但"下面"一阵热流涌出；天天盼着"大姨妈"到访，但它却迟迟不来……女性完全不和月经建立联系是不可能的，因为"大姨妈"每个月都要来一次（可能比我们与邻居的相见还频繁）。为了强化这种联系，我认为真正理解月经系统的运转方式十分重要。

月经主要由女性身体的几大器官控制：下丘脑、垂体和生殖器官。虽然这听起来有点儿复杂，但我们可以用好莱坞电影《霹雳娇娃》来做个类比。在电影中，3 位娇娃与犯罪分子斗智斗勇，她们从最高指挥官查理那里获得指令，在中间协调的是约翰·博斯利。如果要做类比，查理就是下丘脑。下丘脑是人体自主神经系统中的最高控制中心，它负责向垂体下发号令，让垂体在某时某地分泌某些激素。下丘脑也被称为"节拍器"，因为人体运转的节奏由它设定，月经能否准时到访也取决于它。

就下丘脑-垂体-性腺轴而言，童年时期，女性的下丘脑还在沉睡，没人知道为什么它会在青春期的某一时刻醒来，在女性 9~16 岁的时候突然开始设定节奏。这种节奏以命令的形式传递给垂体（也就是"中间人"）。垂体在调节女性的激素平衡中起着十分关键的作用，它还负责唤醒卵巢，促进雌激素、睾酮和孕激素（它们就如同女性体内的 3 位"霹雳娇娃"，我将在第七章详细介绍这 3 位"女士"）分泌。

女性体内的雌激素、睾酮和孕激素这 3 种激素在不同的时间

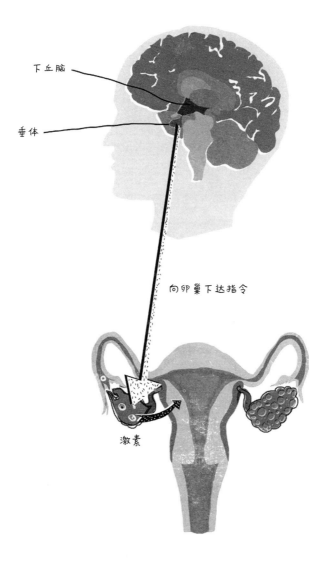

下丘脑

垂体

向卵巢下达指令

激素

正常的月经

以不同的量被释放出来，当一切顺利时，女性体内会形成一个为期4周的完整周期，并产生月经。我们通常把自当月经期开始的第一天至下个月经期开始的前一天的时间段称为一个月经周期。一个月经周期的具体天数因人而异，如果你每个月"流血"一次，那么你的月经周期就是正常的。不一定非要是正正好好的28天，有几天的波动都是正常的！

※ **原来如此**

经血不脏，也没有毒，女性来月经不是因为不洁。如果你不来月经，或者经血量较少，那并不是因为体内什么东西被堵住了，也不是因为体内的血液凝固了而流不出来。

经血里不仅有血液，还有脱落的子宫内膜。一个月经周期中，激素使得等待受精卵的子宫在宫腔内稀稀疏疏地铺了一层细胞，就像把很多枕头叠在一起一样。这样的话，当受精卵抵达子宫时，它就可以安心住下来了。如果子宫没有等到受精卵，那么之前搭建的东西就要被拆掉，从而引发"流血事件"。下一个月经周期，同样的事情将再次发生，子宫就这样月复一月地盼着租期固定的"租客"到来。这么说来，子宫才是爱彼迎（Airbnb）房东的原型。在女人孩子一个接一个生的时代，"租客"的变更非常频繁。进入19世纪后，如果两个孩子的出生时间间隔短于12个月，那人们会戏称他们为"爱尔兰双胞胎"。

女性第一次来月经通常是在9~16岁。在过去的100年里，女性初潮的平均年龄相对较小，这肯定与生活条件的改善有关。然而放眼悠久的历史，女性初潮的平均年龄并不像人们认为的那样越来越小。在过去的几百年里，女性初潮的平均年龄总体呈波动趋势：在闹饥荒的年代，女性初潮来得相对较晚；而在其他年代，女性初潮又会提前。与二战期间的女性相比，如今的女性初潮的平均年龄要小一些。刚开始来月经时，经期一般不稳定，有的女性这种情况可能持续将近 4 年。器官也需要慢慢找到自己的"节奏"。

经期一般为 3~7 天。虽然经期的出血量看起来不小，但大部分女性的经血量加起来也就 70 毫升左右。经血可能是棕色的、黑色的或浅红色的。如果经血呈棕色或黑色，意味着出血量较小；如果经血呈红色，则表明出血量较大。为什么会这样呢？我们知道，每一滴经血从子宫流出时都是红色的，如果血流得慢，那它就有时间被氧化，等它到了内裤上的时候，可能就变成棕色的了。在经期的前几天和后几天，经血往往是棕色的，因为量很少。

☀ 原来如此

很长时间以来，人们都认为女性经期的经血总量正常的话是 35 毫升，很多女性会嘀咕：为什么看起来那么多？其实她们是对的。事实上，我们在那几天会排出约 35 毫升的血和等量的体液和细胞，加起来也就是 70 毫升左右，这和一瓶盖洗衣液的量差不多。[13]

你看到的我是红色的——当月经过多时

如果经血过多，不止一瓶盖，感觉有一桶呢？（你如果用了一大堆卫生巾，会不会后悔没有买点儿卫生巾制造商的股票？）这种情况在医学上叫"月经过多"。月经过多很折磨人。很多女性称，她们要么每小时就得换一次卫生棉条或者卫生巾，要么用了卫生棉条的同时还得垫卫生巾。

是什么造成了这种现象？主要有以下原因。

（1）子宫较大

什么人的子宫比较大？我们的子宫由肌组织构成，它会随着怀孕周期的推移而越来越大，因为胎儿的住所需要不断扩建，子宫会一直获得新的细胞、结缔组织和血管。生过3个孩子的女性，子宫比没生过孩子的女性的大2~3倍。子宫大，子宫内膜的面积也相对较大，它们脱落后经血量也就比较多。

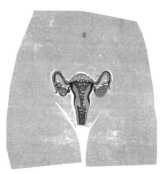

无孕产史女性的子宫

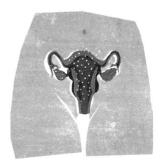

有孕产史女性的子宫

（2）长有子宫肌瘤

子宫肌瘤是良性肿瘤，是由平滑肌细胞增生造成的。子宫肌瘤非常常见，据估计，30岁以上的女性每两个人中就有一个会长子宫肌瘤。子宫肌瘤可大可小，可能毫无症状，也可能十分烦人，使人抓狂。子宫肌瘤可能是单个生长的，也可能成群出现。子宫肌瘤可能造成月经过多，但这种情况并不多见。我将在第六章对子宫肌瘤进行详细介绍。

（3）没有排卵（系统死机了！）

一个正常的月经周期里，经期结束后，女性身体就开始为排卵做准备：一颗卵子在卵巢的卵泡中慢慢发育，时候到了，卵泡破裂，卵子排出，进入月经周期的后半段。破裂的卵泡经过一系列生理变化后形成黄体（它也确实是黄色的），开始分泌黄体酮。黄体酮更规范的名称是孕酮，在月经周期的前半段水平较低，而在周期的后半段占据统治地位。当黄体酮水平大幅下降时，"大姨妈"就要到访了。有些压力激素（比如肾上腺素）会导致卵子"闭门不出"，就像炮弹悬在炮口上一样。女性不排卵，"大姨妈"也就不会到访，身体就像过载的计算机那样——系统死机了。与此同时，子宫内膜还在继续增生。在压力较大时，比如在考试期间或者在与恋人分手、暴饮暴食和过量运动后，体内的压力激素都会扰乱月经的节奏。等月经终于来潮，经血量就会明显增多。

（4）子宫内膜异位

我在第二章已经简单提及了子宫内膜异位症。这是一种会让患者出现很多不适症状的疾病，比如月经过多、月经淋漓不尽和严重痛经。患上子宫内膜异位症，意味着因为某些未知的原因，子宫内膜错误地生长在了子宫壁内膜层之外的地方，每次月经来潮时，它们都会在那些地方胡作非为（有时会造成灾难性的后果）。这些内膜细胞可能流窜到很多地方，比如宫颈上、子宫壁肌层上、子宫上方，甚至可能长到肠道和膀胱上去。如果有不适症状，请及时就诊，使用激素类药物进行治疗和做手术是无法避免的。早发现早治疗，否则会造成无法挽回的后果。我将在第六章详细讨论子宫内膜异位的问题。

（5）发生凝血功能障碍

血管性血友病是一种先天性凝血功能障碍性疾病，女性患者通常首先表现为月经异常。如果你无缘无故地出血过多，一定要做相关检查，排除发生凝血功能障碍的可能。

（6）放置含铜宫内节育器

含铜宫内节育器的确很好用，在避孕的同时还能让我们免受紊乱的激素影响。但是，放置含铜宫内节育器会造成月经过多。所以，我不会推荐月经过多的患者放置含铜宫内节育器。

（7）是红发女郎

即使冒着被同行嘲笑的风险，我也要提出这一条原因，我相信助产士们会认可我的观点。就经期和分娩时的出血量而言，红发女性比金发或褐发女性的出血量大。这是真的，一位年长的助产士曾在一次极其血腥的夜班（细节我就不讲了）结束后把我拉到一旁，擦拭着额头上的汗，喃喃道："天哪，别再让我给红发女郎接生了！"

如果你的卫生巾上永远是满满的红色，衣服上也总被弄得到处都是，或者血液中的铁含量开始减小，那是时候采取行动了。有时候，服用避孕药或放置含孕激素的宫内节育器能够防止子宫内膜堆积。当然，也可以动手术进行干预，使子宫内膜消融或坏死。妇科医生会告诉你哪种治疗方法最适合你。实在不行还可以摘除子宫，但在手术前一定要想清楚！

如果你认为自己存在月经过多的问题，可以在经期去看医生，检查一下是否有问题。如果你"血流如注"，几乎离不开卫生间，而且这种情况持续了 8 小时以上，请务必马上去挂急诊！

※ 原来如此

月经量大的时候，你可能在经血中看到像未煮熟的猪肝一样的东西，那不是一块肉，而是凝结的血块。看到这种东西后，有些女性备感焦虑，以为身体里有什么东西被溶解了，因为这些血块最大的能有手掌那么大！但其实没什么可担心的。

你看到的我是红色的——当月经过多时

又来了？——如果月经来得太频繁

通常情况下，一个月经周期平均为 28 天左右，也就是说，从当月经期开始的第一天到下个月经期开始的前一天大概要经过 4 周的时间。有几天的波动是正常的。如果你每个月或多或少总会来一次月经，我们就认为你的月经周期是规律的。当然，一个月经周期的具体天数存在个体差异，有的女性 33~35 天才来一次月经，有的女性 24~26 天就来一次月经。但无论如何，月经周期应该具有一定的稳定性，也就是说，不能这一次是 21 天，下一次又变成了 36 天。

※ **原来如此**

"大姨妈"并不一定在每个月的同一时间到访，前后波动 4 天都是正常的。[1]

如果频繁来月经，是身体出了什么问题吗？我们必须先辨别是不规则出血还是持续流血，抑或月经周期变短。要想把这三者区分开，有时候并不容易！

不规则出血的女性月经周期还是正常的，还是会规律地来月经，经期有头也有尾，开始的几天经血量大，后面的几天经血量逐渐减小，直至经期结束，但在之后的几天，偶尔会在内裤上发

---

[1] 其实，一般月经周期在 21~35 天之间都是正常的。——译者注

现棕色或红色的血迹。如果是不规则出血，出血量不会像真正来月经时那么大。

持续流血则是没完没了地出血。如果你持续流了10天、14天，甚至3周，可能后来量变小了，或许停了好几天，但"大姨妈"从未真正离开，导致你根本无法确定自己是不规则出血还是来"大姨妈"了，也不知道"大姨妈"是要来还是要走。

原则上，月经周期变短其实也是正常的，只是周期比人们一贯认为的更短一些，仅此而已。

如果月经系统出了上述问题，原因可能有很多种。让我们看看最常见的几种。

（1）采取激素避孕措施

服用避孕药、上含激素的阴道避孕环、放置含孕激素的宫内节育器、注射避孕针等，都属于激素避孕措施。如果你采取了激素避孕措施，那月经异常八成是体内激素紊乱造成的。忘记吃避孕药，或者所用药物无法被身体正常吸收（可能与患有胃肠疾病有关，吃完药后出现呕吐或腹泻等情况），都可能导致子宫不规则出血。所有只含孕激素的避孕药、宫内节育器、避孕针等都会导致子宫不规则出血。

（2）排卵

如果是排卵导致的不规则出血，那没必要担心。由于激素相互作用，排卵时系统可能出现短暂的波动，从而导致"下面"点点滴滴地流出褐色的血（这一点我将在第七章详述）。

（3）刚刚怀孕

全体注意了！"阿波罗"号已经着陆！受精卵着床时也可能轻微地出血。不过，这种情况通常只会持续一天，而且出血量很小。

（4）子宫内膜长有息肉

子宫内膜息肉是黏膜凸起后形成的，人们通常通过出血发现它们的存在。因子宫内膜长有息肉而造成的子宫异常出血通常不

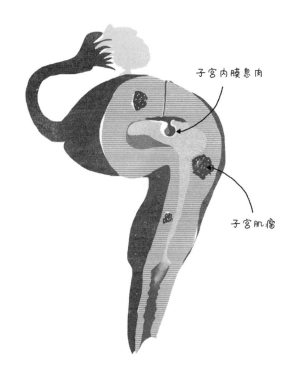

子宫内膜息肉

子宫肌瘤

按套路出牌，血想流就流，想怎么流就怎么流，非常烦人。尽管大多数子宫内膜息肉并不会造成什么严重的后果，但最好还是把它们切除掉，因为有极少数息肉可能演变成恶性肿瘤。我会在第六章详细介绍子宫内膜息肉、子宫肌瘤和女性生殖器官可能遇到的其他"讨厌鬼"。

（5）宫颈柱状上皮异位 [①]

阴道和宫颈阴道端的上皮光滑而湿润，以满足人们对阴道的需求：伸缩、排液、容纳外物等。宫颈上皮相对薄弱，不习惯和

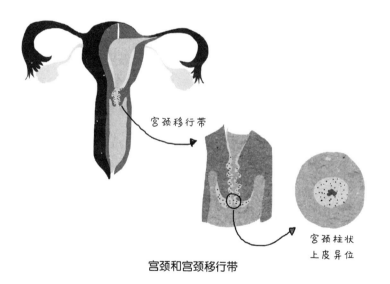

宫颈和宫颈移行带

---

① 宫颈柱状上皮异位以往被错误地称为"宫颈糜烂"，实际上它是一种正常的生理现象。——译者注

任何物体接触。宫颈上皮与阴道上皮的过渡地带被称为"宫颈移行带"。女性长期口服避孕药或怀孕后，体内激素水平的变化将导致这一区域向外侧（阴道方向）移动。这时，如果宫颈移行带的上皮细胞被触碰，就可能导致阴道短暂出血。宫颈柱状上皮异位也会导致不规则出血或在进行宫颈刮片检查后大量出血。

（6）子宫内膜异位

是的，又是这个原因。子宫内膜异位除了会造成严重痛经和月经过多外，还会导致不规则出血。在第六章，我将介绍更多子宫内膜异位造成的影响，以及我们应该如何应对。

（7）感染

宫颈或子宫被细菌、病毒等感染可能导致不规则出血。人们称这种感染为"逆行感染"，因为病原体是通过阴道逆行向上接触宫颈或子宫的。常见的病原体包括衣原体、人乳头瘤病毒等。但是你要记住，真菌感染绝对不会引发不规则出血。

（8）缺乏激素

内分泌失调是不规则出血或经前淋漓出血的常见原因，且大多与体内缺乏孕酮有关。这种体内孕酮水平过低的情况一般出现在月经周期的后半段，是由排卵能力较弱、卵子无法被正常排出（人们称之为"不完全性排卵"），也就是说卵子没有破卵泡而出引起的。我们简单回顾一下本章开头所讲的内容：排卵发生在月经周期的中段；卵子在卵泡中发育成熟后排出，破裂的卵泡会切换功能，形成黄体，从而开始分泌孕酮。

身体如果没能排卵，那月经周期的后半段就不会分泌孕酮。为什么会不排卵呢？一方面是因为压力太大，另一方面是因为卵细胞质量差。毕竟，卵细胞的数量在我们刚出生时就确定了，不会增加，只会越来越少。随着时间的流逝，我们的卵细胞会越来越老，不再新鲜，导致卵细胞质量下降。现在你应该明白了：只有卵细胞质量高，女性月经周期后半段的日子才能过得舒服。排出糟糕的卵细胞或不排卵往往会导致身体出问题，比如体内孕激素过少、不规则出血、经前期综合征严重、月经周期变长或变短、月经过多或过少等。关于卵细胞质量的问题，我会在第七章详细介绍。

（9）长有子宫肌瘤

前文我已经简单提及了子宫肌瘤。但是，子宫肌瘤还可能导致不规则出血，特别是肌瘤长在宫腔中时。如果你有不规则出血的问题，医生会考虑长有子宫肌瘤的可能，可以通过经阴道超声检查判断你是否长有子宫肌瘤。

（10）发生凝血功能障碍

发生凝血功能障碍也会引发不规则出血。如果你正在服用抗凝剂，或者患有先天性凝血功能障碍，都有可能出现持续性阴道出血。

当内裤上的血不只是红色的

内裤上的血可能呈多种颜色。以我的经验来看，大部分女性觉得内裤上的血只有是红色的才是正常的，一旦颜色偏浅、偏深、呈暗褐色或者存在块状物，可能就慌了。我们来看几个例子。

- **呈米色／浅棕色**：这往往是白色分泌物中混入少量血液的结果。实际上，这是一种非常轻微的出血现象。
- **呈棕色**：这是一种"非经期少量出血"现象，情况有轻有重。血液呈棕色是血液流速慢、血液中的铁在血液流出过程中被氧化造成的。
- **呈浅红色**：新鲜血液从子宫中以相对较快的速度流出，到达内裤后就呈浅红色。
- **呈暗红色**：出血的速度比流出的速度快，血液滞住，于是与肝脏一个颜色。
- **黑而黏稠**：在经期快结束时，经血可能是黑色的。如果持续时间较长，那可能是有炎症的征兆。

各种压力也是造成不规则出血的常见原因。在极少数情况下，子宫内膜恶变也可能导致出血。不管是常见还是少见，你都要记住，一旦出现这种问题必须向医生咨询。虽说医生很难做到一叶知秋，一次异常出血也不代表身体出了大毛病，但如果每况愈下，一定要赶紧向妇科医生咨询。

痛经——你还是一枪毙了我吧！

第一次经历痛经还是在青春期，那种恨不得把袜子撕烂的感受让我无所适从：这不是开玩笑吧？难道之后的 30 年里每个月都要经历一次？任何遭受过这种痛苦的人都理解为什么有人将月经称为"诅咒"。就像《旧约》里的传说所说的：每个月的满月时分，女人都会遭受红色潮水的侵袭和进入地狱般的痛苦。如果女性每个月都有几天要痛苦地在床上扭动，就算动用了所有女权主义的理念，还是很难说服自己为自己身为女性而欢欣鼓舞。如果痛经不是女性被发怒的神施加诅咒引起的，那是什么引起的呢？

子宫是个中空的肌性器官。在经期，它会尝试将血排出，并相应地进行收缩。子宫不是随随便便就能收缩的，而需要在前列腺素的帮助下进行。前列腺素引发子宫肌肉收缩，并在排出经血的过程中推波助澜，从而造成疼痛。首先，这是正常现象，对很多女性来说，痛经虽然烦人，但还能忍受。然而有的女性因为未知的原因，身体分泌了过多的前列腺素，导致子宫肌肉运动不协调或者过度收缩，从而引发强烈的痛感。

痛经分为原发性痛经和继发性痛经。原发性痛经在青春期就会出现，并会持续相当长的一段时间。通常情况下，如果你的妈妈痛经，那你从一开始来月经时就会痛经。目前尚不清楚这是遗传的，还是一种无意识的学习行为的表现。可以肯定的是，看到妈妈遭受痛经对女孩子来说肯定是没什么好处的。因此，在和女儿以及年轻的患者谈及自己经期的情况时，我都会尽量保持冷静，避免增加她们不必要的恐惧感。幸运的是，对很多女性来说，生了第一个孩子后，痛经就会消失，或至少有所缓解。

继发性痛经是后天的。如果发生这种情况，请务必了解内在的原因。也许你的子宫中长了新的肌瘤、息肉，或者你患有子宫内膜异位症。除了出血量大和不规则出血外，子宫内膜异位症还会造成严重的痛经。部分子宫内膜异位症患者每个经期都无法正常工作和生活，确诊前，甚至每个月都要挂一次急诊。与子宫内膜异位相比，长有子宫肌瘤和子宫内膜息肉造成的疼痛简直不值一提。以上这些问题都是可以通过积极干预解决的，只是每个人的解决方案不同罢了。

如果你一年要经历 12 次痛经，那必须采取措施了。效果最好的当属服用避孕药，这也是避孕药如此受欢迎的原因之一。很多女性服用避孕药只是为了控制痛经。避孕药能够缓解痛经造成的 90% 的痛苦，让人在流血的同时能够正常生活，很多女性都对此心怀感激。当然，如果想通过服用避孕药来缓解痛经，你必须先认真权衡利弊，毕竟它含有人工合成激素，副作用可不少。

如果你不想吃或者不能吃避孕药，也可以试试镇痛药，比如萘普生和布洛芬，它们可以抑制前列腺素的合成，从而缓解疼痛。但是，这些药只能阻止人体合成新的前列腺素，血液中已经存在的前列腺素并不会受到药物的影响，还是会继续"作威作福"。因此，应该在经期开始之前就服用避孕药。另外，镁对缓解痛经也有一定的效果。在一项研究中，科学家观察了镁剂对缓解痛经的作用，结果发现，很多人在口服镁剂 6 个月后痛经情况大为好转甚至完全得到缓解。可以在经期开始前连续服用镁剂2~3天，每天3次。注意：口服镁剂无法立刻缓解急性疼痛，它的效果是逐渐显现的。

根据自然疗法，覆盆子叶茶具有一定的效果。从经期开始前14天直至经期结束，每天喝3次覆盆子叶茶，效果不错。我是在产科工作时知道覆盆子叶茶的，它能让会阴变得像黄油一样软，不过味道不太好。

我认为，如果男性也会痛经，那么研发治疗痛经药物的进程一定会大大加快。不要误会我的意思，我依旧是现代医学的信奉者，并且对很多药的发明心怀感恩。不过，如果男性也会痛经，痛经就会被视为一种常见症状，人们就能在药房里买到无数种用于缓解痛经的药品。如果男性也会痛经，那么就不会有人在因痛经而受到不公正待遇烦时遭到嘲笑。人们甚至可能拿着医生开具的处方在医疗用品商店买到卫生棉条①，而每个月5天的例假也将成为每份劳动合同的正常组成部分。

造物主聪明绝顶，把繁衍后代和来月经这种对人类的历练交给了对的人——我们女性。

怎么还不来？——"大姨妈"迟到的原因

有些女性常常"血流不止"，咒骂"大姨妈"为什么不赶紧

---

① 在德国，如果拿着医生开具的处方去药店买药或者购买医疗用品，保险公司会酌情报销部分或全部费用。——译者注

滚蛋；而对有些女性来说，来月经却常常是她们最迫切的愿望。日复一日，他们冲到卫生间，解开裤子，希望在内裤上看到一抹红色的印记——然而，什么也没有。子宫沉默，内裤干干净净，这可不对劲。

如果怀孕了，就不会来月经，这没什么可怀疑的。如果用验孕试纸检测后，结果为阴性，或者不用测就知道自己没怀孕，但月经迟迟没来，那就要看看具体是什么原因造成的了。不来月经的原因有很多，有的显而易见，有的则非常隐蔽。

最常见的原因是服用了避孕药。很多长期服用避孕药的女性会发现她们的经血量在减小，有时甚至根本不来月经。其实这无须担心！避孕药会给下丘脑发出信号——激素的供给是充足的，这样下丘脑和垂体就会停止分泌相关激素来刺激卵巢排卵。简而言之，就是避孕药让卵巢休息了。此外，大多数避孕药还会作用于子宫内膜，使它越来越薄。

✳ **原来如此**

如果你月经量很小或月经长期不来，且长期服用避孕药，请不要太过担心！即使在停药期间，你的月经也可能很少甚至完全没有，但这不意味着你进入了更年期，也不意味着你没有生育能力，只是避孕药让卵巢休了个假，或者说让它进入了"飞行模式"。停药后，身体内部的循环又会从某个时段重新启动，就像之前那样。（不过这是因人而异的，身体内部的循环何时重启，取决于你的身体状况和所处的生命阶段！）

停药后，可能需要一段时间月经周期才会恢复。对那些超过
40 岁、本身就已经处于更年期的女性来说，可能需要 6 个月的
时间月经周期才会恢复正常。

月经不来的另一个重要原因是压力过大。压力会导致月经周
期中断，卵巢不排卵。如果你是这种情况，超声影像会显示等待
释放的卵泡（被称为"生理性卵泡囊肿"）。这种囊肿有可能变大，
有时会引起疼痛，但 90% 会自行消失。

不仅心理压力会对月经产生影响，生理压力也会。进行极限
运动和过度有氧运动、饥饿、暴饮暴食、持续睡眠缺乏，以及为
减肥过度节食，都会使身体过载。身体持续承受压力，内分泌系
统会启动"应急模式"——这是它最后的招儿。

如果月经因为身体持续承受压力而"出走"，那你首先要做
的就是改善生活方式，否则你的体内可能很快就会缺乏性激素。
如果你出现这种情况，并且暂时没有要孩子的打算，就可以通过
服用避孕药来补充相关的性激素。除了能补充性激素，服用避孕
药还有两方面的好处：一是有助于月经周期恢复，二是有助于预
防原发性骨质疏松。

造成月经"出走"的原因还可能是患有多囊卵巢综合征。据
估计，多达 12% 的欧洲女性正在承受多囊卵巢综合征之苦。多
囊卵巢综合征出现的原因是卵巢力量薄弱，不能支撑整个月经周
期正常循环，因此无法在没有外力帮助的情况下排卵。与人们普
遍的认识不同，所谓的"多囊"并不是指卵巢中有很多囊肿。之
所以叫这个名字，是因为超声影像中，患者卵巢表面显示有许多

小的囊性斑点[①]，并且卵巢呈一种增大的趋势——也许卵巢在试图用变大的方式来维持其功能。卵巢不排卵，对垂体的指令也"无动于衷"，体内推动卵子发育成熟的雌激素分泌水平很低，雄激素水平升高。因此患者很少来月经，也很难怀孕。此外，多囊卵巢综合征还会导致某些患者身体多毛，有的患者甚至会长出胡子和胸毛。

多囊卵巢综合征的诱发因素目前尚不明确，但人们通常认为该病与超重和胰岛素抵抗密切相关。不过，究竟是超重引发了胰岛素抵抗，还是胰岛素抵抗的发生导致更多的脂肪在体内堆积，人们对此还不太清楚。大多数多囊卵巢综合征患者都存在超重问题，但也有的患者身材很苗条。

可以通过做 B 超检查来确认自己是否患有多囊卵巢综合征。但 B 超检查会有漏诊的情况，因此有必要的话，还需要做专门的激素检查。[②]

如果你患有多囊卵巢综合征，应该怎么做呢？如果你超重，则必须坚持减肥，不能三天打鱼，两天晒网。绝大多数患者只有调节饮食才能达到减肥的目的。如果你只是迈开了腿，但没有管住嘴，那么想要成功减肥纯属天方夜谭。应该争取戒掉甜食和面

---

① 实际上是在卵巢内而不是在卵巢表面出现大小相近的多个小囊（一般多于 10 个），成车轮状排列。——译者注

② 事实上，无排卵或者影像学卵巢多囊改变很可能都是生理性的。光凭影像学或实验室检查结果都无法确诊。多囊卵巢综合征的诊断标准比较复杂，病因不单纯，多种因素交叉，临床表现多样，诊断标准在世界范围内不统一。建议有疑虑的女性寻求专业帮助。——译者注

粉以及其他谷物（是的，粗粮和水果都算），而且要尽可能减少食用动物脂肪、酒、土豆和大米。这是重要的一步。

相应的营养支持也非常重要。在药物方面，用来治疗糖尿病的二甲双胍对治疗多囊卵巢综合征也有效。二甲双胍能够改善胰岛素抵抗，调节机体新陈代谢。不过，二甲双胍还未被正式批准用于治疗多囊卵巢综合征[①]，因此你需要听从医生的建议。部分患者在服用二甲双胍后会出现胃肠胀气和消化不良等副作用，因此服用二甲双胍时必须缓慢加量，切不可一次性大量服用。

根据我的经验，二甲双胍治疗多囊卵巢综合征的效果很好，许多患者服用后月经周期恢复正常了，并成功怀孕了。

多囊卵巢综合征和桥本甲状腺炎常常同时存在。甲状腺功能异常也会影响月经周期，所以我们也要关注自己是否患有甲状腺疾病。

月经"出走"还有一个原因，那就是到年纪了。40岁以后，很多女性的月经周期会发生改变，有的变长，有的变短，卵巢排卵的频率也会越来越低。这个年纪的女性，体内激素水平会在接下来的几年内发生变化，如果不再来月经，那就说明已经进入绝经期。如果停经后一年内"大姨妈"都没有到访，那说明你的更年期已经过去了。

---

① 虽然二甲双胍在德国并未被正式批准用于治疗多囊卵巢综合征，但是在临床指南推荐中与治疗原发病的药物合并使用以控制症状，调节血糖。——译者注

"血淋淋" 日子里的专属用品

月经期间，女性还要处理日常事务，这可不是一件容易的事。远古时期，女性来月经还是一件很少见的事情：她们要么处于孕期，要么处于哺乳期，所以会规律来月经的主要是小姑娘或者年纪较长的女性。这可能加剧了这种生理现象造成的耻辱感，因此在一些文化中，处于经期的女性会被孤立。长期以来，人们一直认为经血是肮脏和不祥的，处于经期的女性被排斥在正常社会生活之外。有人会认为粮食收成不好是处于经期的女性的错，甚至认为，处于经期的女性靠近牛奶会加速牛奶变质。

即使到了今天，还有很多地方的人视月经如猛虎。数年前，尼泊尔一种名为 Chhaupadi 的古老习俗才被正式废止。这是一种长期以来在尼泊尔普遍存在的陋习，尤其是在偏远地区：来月经的女性被迫和家人隔离一周，且大多数隔离小屋没有水，没有任何取暖设备，也没有保护措施。这么做除了会在这些女性心中早早地刻下羞耻感的烙印之外，还会耽误她们的学业，甚至使得她们有可能被野兽袭击或被人强奸。幸运的是，这类愚昧的习俗大部分被取缔了，不过我们依旧任重道远。

不知道你会不会，反正我在看《泰坦尼克号》《维京传奇》甚至《欢乐满人间》这样的影视剧时，心里总会嘀咕：在卫生巾和卫生棉条出现之前，女性是怎么度过经期的呢？我们女性是非常具有创造力的，很擅长找到解决方案：古埃及女性用莎草纸充当卫生棉条；印第安女性则巧妙地使用了雪松树皮，据说它具有惊人的吸水能力。某些历史时期，很多女性就草草地垫一块毛巾了事，有的干脆什么也不用。直到今天，有些贫困地区的女性还无法用到经期卫生用品。

20 世纪初，女性在经期使用的是长长的棉布、纱布之类的带子，并将它用皮带固定住（如下图所示）。在我看来，这种复

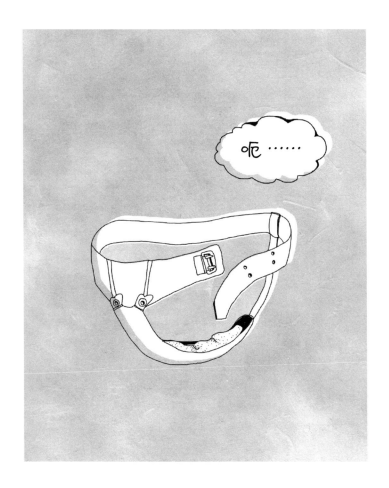

"血淋淋" 日子里的专属用品

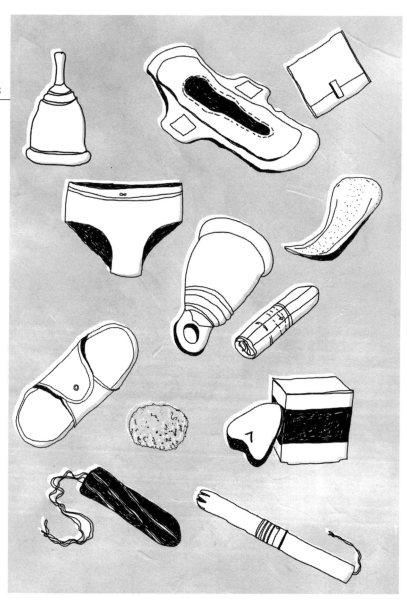

杂的组合就好比万圣节的蒸汽朋克装扮，不过直到 20 世纪 70 年代它还很常见。后来，有人想到在带子的里侧贴上胶带。这听起来可能有点儿难以置信，但千真万确。我想象不出我的母亲和祖母上学期间胯下那股热流不期而至的画面——在课桌下悄悄传递卫生巾没什么奇怪的，不过布带和皮带？呃……

以前的卫生巾很厚，你可能永远也无法粘对位置：如果太往后，经血就会从前面漏到内裤上；晚上睡觉时，如果平躺，经血总是从后面或者两侧漏出来。那个时候，想做好经期的自我管理简直是奢求。

现在，卫生巾变得非常轻薄，加了侧翼，还有夜间加长版可供选择。卫生巾表层也经过了改良，透气性变得更好了，这样外阴就不会被捂得汗津津的了。月经是女性自古就有的生理现象，而卫生巾正式作为商品走进千家万户还是太迟了。从医学角度看，勤换卫生巾非常有必要。有些人的外阴并不喜欢和卫生巾亲密接触，长时间被捂着，小阴唇或会阴会起丘疹或有不适感。如果你的"下面"经常莫名其妙地出现炎症，可能是该换种方法来处理经血了。卫生棉条是一种实用的卫生巾替代品，当然，即使你用的是卫生棉条，也要及时更换。在极少数情况下，使用卫生棉条可能导致金黄色葡萄球菌在阴道里大量繁殖，造成致死性感染。其实，大约一半健康人的皮肤和黏膜中定殖有金黄色葡萄球菌。但在一定条件下，它们会大量繁殖，可能导致循环衰竭，引发诸如肢体坏死等严重的并发症。这种病症被称为"中毒性休克综合征"。中毒性休克综合征在 20 世纪七八十年代很常见，那时卫生棉条刚刚投入市场，材质多为合成纤维，这种材质的卫生棉条吸附力极强，女性不需要频繁更换卫生棉条，而这为金黄色葡萄球菌的大量繁殖提供了契机。

后来，生产商提高了卫生棉条中棉花的含量，女性对经期卫生的重要性有了更深入的认识，中毒性休克综合征的发病率才变得非常低——据估计只有十万分之一。因此，我建议大家最好 8 小时换一次卫生棉条。此外，在更换卫生棉条前请先洗手。

小贴士

你是否在插入卫生棉条时不得其法？如果你想将卫生棉条直接插进去，那可就错了。从人体构造来看，如果这样做，你会碰到尿道或尿道下方的部位，一定会造成疼痛。阴道就像游泳馆的滑梯一样，是倾斜的。正确的插入方法是：深呼吸，手持卫生棉条对准阴道口，向后、略向上插入阴道。注意先让导管顺着阴道慢慢滑进去，直到导管手持部位接触阴道口，然后一口气将棉条推进去，直到推不动为止。如果你感觉不到棉条的存在，那就是插对了！

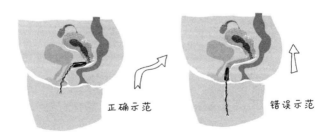

正确示范　　　　　　　　错误示范

不过，就算你忘了在 8 小时内更换卫生棉条（甚至一连几天、几周都忘了换），也不必惊慌，这种病自动找上门的概率极小。

如果把阴道中的卫生棉条忘了个一干二净，会发生什么呢？通常情况下，一开始什么也不会发生。但到了某一时刻，被遗忘的棉条会以让女性"下面"流出褐色液体的方式宣告自己的存在。在问诊时，经常有病人告诉我，她们的阴道中有神秘分泌物流出。在检查时，我经常会发现被遗忘在阴道中数周之久的卫生棉条。每当这个时候，我都希望不要再见到这个病人了。为什么？要知道，如果卫生棉条在阴道中放了超过两天，那么它一旦与空气接触，就会立刻发出腐臭的气味。虽然我会试图救场，但这种场面会让大部分病人极度尴尬，特别是那些脸皮薄的病人，因为接下来的 20 分钟里，诊室会变成"毒气室"，所有人都会捏着鼻子跑出去。

除了要对阴道进行消毒外，在取出被遗忘很久的卫生棉条后无须接受其他的治疗。卫生棉条和卫生巾的安全性究竟如何？毕竟一名女性一生中大约要用一万张卫生巾或一万根卫生棉条，这可马虎不得，卫生棉条中的纤维残留物可能长时间留在阴道中。不过从理论上讲，这些残留物中的化学物质不会被人体吸收。研究表明，卫生棉条中的甲醛和氯残留量极少，不会对人体造成伤害。但是，我们可能还会通过其他途径接触毒素，这些少量的毒素叠加起来是否会对健康产生重大影响，没有人敢下定论。

女性日常使用卫生棉条时，可能感觉阴道不适：如果更换得过于频繁，阴道容易变得干燥，从而导致阴道菌群紊乱。如果阴道发痒或者白带异常，那可能是因为经血和置入的卫生棉条扰乱了阴道中乳酸菌群（这是一类对女性非常友好的阴道细菌，我稍后会详细介绍）的秩序。乳酸菌栓剂能帮你缓解不适。现在市面上还出现了抗菌型卫生棉条，它增加了一层乳酸菌片层，你很方便就可以买到。

小贴士

打开卫生棉条的玻璃纸包装后，你会将有棉线的一端解开，拉伸棉线把内导管拉出，然后插入棉条，对吗？前面的步骤看上去没什么问题，但别急匆匆得忘掉取下外导管顶部的玻璃纸！

有些女性会不小心忘记取下外导管顶部的那片玻璃纸，导致其残留在阴道中。出诊时，我时不时就会从病人的阴道中取出玻璃纸，这东西孤零零地待在阴道中，看起来就像是被遗忘在面包袋子中的蓝莓，上面都是早先的经血。遗忘在阴道中的玻璃纸会让伴侣感觉阴道里有东西扎得慌，直到妇科医生将它取出来都没人会注意到它。如果你身上也发生了这样的事，没什么不好意思的，这可能发生在任何人身上，保持平常心，拿出来就好了！

不喜欢一次性用品的人注意了，有两项非常棒的发明能帮你摆脱它们，其中之一就是月经杯。我的病人中，用过月经杯的都说好：不会产生垃圾，无须频繁购买，不用担心会产生异味，蒸桑拿时也不会有线头从阴道中漏出来，简直太棒了！月经杯通常是用医用级硅胶制作的，能吸收阴道中的经血。一个月经杯可以用 12 小时，其间几乎不会漏出经血。很多月经杯生产商承担了相应的社会责任，不遗余力地给不发达国家的人民普及相关知识。在非洲及亚洲某些国家和地区，女性经期卫生用品十分昂贵，来月经对那里的女性来说是个大麻烦。一些公司就会定期到那些国家或地区（比如尼泊尔）进行知识普及，并分发月经杯，这对当地的女性来说意义重大，因为她们不再被认为是"不洁的"，来月经时也不会再被放逐。

第二项发明是经期内裤。这是一种由超薄材料制成的内裤，能够将经血完全吸收，不用再垫其他东西。只需清洗干净就可以重复使用了。第一代经期内裤产自美国。目前，德国市面上已经有很多经过改良的经期内裤了，我相信这些产品一定会被广泛接受。

就吸收经血的能力而言，1 条经期内裤能顶 3 根卫生棉条。如果你的经血量过大，这种内裤也可能不够用。但对经血量正常的女性来说，经期内裤一整天都不用换。退一万步而言，就算经期内裤需要配合卫生棉条使用，我也认为它早该出现。穿上经期内裤，就不会在自己喜欢的内裤或白色牛仔裤上留下斑斑血迹了。更何况使用经期内裤还非常环保呢！

经期内裤造福了那些倡导"流血自由"（指不用任何经期卫生用品）的女性。她们认为子宫排出经血是一拨一拨的，经血可以停留在盆腔（包括阴道）中，直到上厕所时被排出体外，或者她们可以在感觉新的一拨经血涌来的时候再去上厕所。从医学角度看，我觉得这挺困难的，因为子宫排出经血并不像女性分娩时的镇痛那样具有可预见性。更普遍的情况是，宫颈打开了，经血不得不被排出去，我们是憋不住的。能够接受"流血自由"的人，当然可以按照自己的想法享受自由，接受不了也没什么，毕竟我们还有多种选择。

经期行鱼水之欢？ ①

有的女性对在经期做爱的态度就好比对吃垃圾食品的态度：人生如此短暂，须及时行乐。不过，大多数女性没兴趣在经期做爱，因为很多人觉得自己又浮肿，又头疼，还痛经。但也有一些女性格外热衷于边"流血"边做爱。从生理学角度来看，这是激素作祟的结果，因为从来月经的第三天开始，女性体内的雌激素和睾酮的水平都开始上升。不过，从心理学角度来看，可能还有其他原因：月经来了，说明没有怀孕，心里的石头可以落地了；女性在经期可能感受到造物主赋予的力量，觉得自己特别有女人味。既然如此，为何不与自己的爱人一起享受床上运动呢？这么做能让人心情愉悦，缓解情绪波动带来的不适，减轻头痛和痛经。

如果你想在经期做爱，但又不想让床在事后看起来像犯罪现

---

① 一方面，中国医学界不提倡经期同房；另一方面，至今没有可靠证据证明经期同房有害。——译者注

场，那么一定要牢记以下几点。

（1）在床上放一块大毛巾，最好是深色的。

（2）最好采取传教士体位或后入式体位，而不是女上位，否则经血会流得到处都是。

（3）如果你或你的伴侣感觉阴茎血淋淋的，不舒服，请使用避孕套。

（4）边淋浴边做爱是一个很棒的选择，因为水可以直接把身上沾到的血冲干净。但最好使用一些润滑剂，毕竟阴道分泌液比经血更容易被冲走。

（5）经期宫颈口大敞，宫腔的"墙纸"也在脱落，此时通往子宫的路畅通无阻。因此，所有通过血液传播的疾病在此时的感染风险都更大。如果你有这方面的疑虑，请务必使用避孕套。

（6）当然，如果你和你的伴侣已经准备好在"红色海洋"中"乘风破浪"了，阴道性交也是没问题的，不过你依然有被感染的风险。也就是说，如果你的伴侣是安全、可信赖的，那没关系；但如果不是，最好让他裹一些保鲜膜（没想到保鲜膜还能这么用吧？）或戴上避孕套。

（7）是的，没错，经期也可能怀孕!

小贴士

跟你分享一个坊间流传已久的小秘密：很多女性喜欢用超软卫生棉条（soft tampon）。它其实是一种可以吸收经血的软海绵，用了它，你几乎不会感到血流，做爱时男方也没有任何感觉，只会感到阴道是湿润的。如果你刚刚开始一段恋情，并为首次亲密接触精心准备了内衣，还专门脱了毛，但"大姨妈"却不期而至（真讨厌！），那可以尝试使用这款产品。（当然，使用这种卫生棉条后，游泳和蒸桑拿也都不耽误。）

不过不方便的是，这种卫生棉条取出来时可能有点儿费劲，因为它可能被挤得非常扁，而且没有线连着。如果想把它取出来，得蹲下，用手指掏出来（也许你的伴侣能帮你）。要不然就第二天去找妇科医生，让医生给你取出来（这种场面我们见得多了，不用有心理负担）。

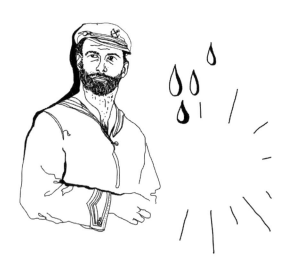

第四章
阴道正常，身体健康！
如果有点不对劲呢？

正常的阴道分泌物

很多女性因为内裤上有阴道分泌物而感到不安。幸运的话，在青春期我们就知道内裤上白的、黄的斑迹都是正常的阴道分泌物，没必要担心。但大部分人不接受这样的说法，她们的大脑总是不自觉地把阴道分泌物和脏东西联系在一起，心里一直犯嘀咕。

不过，出现这样的条件反射也正常，因为阴道有时确实难以预测：今天分泌物还是白色的，明天就变成淡黄色的了；分泌物有时看上去像鼻涕，有时则像鼻屎。是的，阴道看似在"自顾自地生活"，但实际上它会通过分泌物告诉我们很多信息：身体处于月经周期的哪个阶段，是否到了能怀孕的日子，是不是出现了异常。因此，我们最好把内裤上的斑迹看成阴道给我们留的便条，告诉我们目前身体是一切正常，还是出了问题，我们需要做出相应的改变。

在本章，我想告诉你什么样的分泌物是正常的，什么样的是不正常的，什么情况下能自愈，什么情况下需要去看妇科医生。希望你能看懂身体给你发出的信号。仔细"阅读"阴道给你留的"便条"吧。

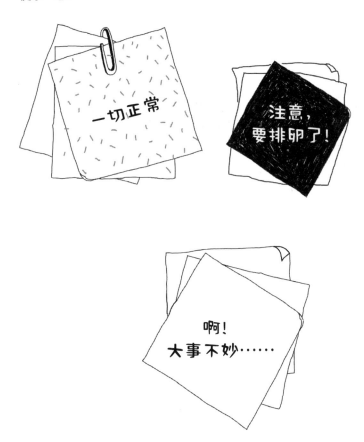

阴道分泌物是由什么组成的？为什么会有这种东西？阴道就像烤箱一样具有自洁功能，而阴道分泌物就是它的清洁剂，

会从阴道口流出来。阴道分泌物一般由阴道上皮脱落细胞、宫颈黏液和阴道黏膜渗出液等混合而成，是阴道健康状况的晴雨表。阴道分泌物使阴道保持湿润，有助于抵御细菌的攻击，作用和鼻黏膜的相似。不过，阴道平时的分泌物和性兴奋时的分泌物有所不同，性兴奋时的分泌物几乎就只有阴道黏膜渗出液，当然其中还会掺入前庭大腺（阴道入口附近肉眼不可见的腺体）分泌的少量液体。阴道分泌物的颜色和浓稠度在月经周期的不同阶段有所不同。

阴道分泌物在医学上被称为"白带"，可能是透明、半透明、白色、淡黄色或黄色的。它看起来像海滩上的小水母一样又软又黏，也像鼻涕、橡胶……还可能变干凝固，像果酱一样黏在阴毛上。这是正常现象。身体处在月经周期的不同阶段，白带就会呈现不同的样子：经期结束时，白带可能呈棕褐色或米色，凝固之后颜色变淡；排卵期则像细丝一样，凝固之后变成颗粒状，就像一粒粒橡胶一样。

小贴士

白带的分泌量多少算正常？一位来自英国伦敦的主任医师做了一项实验，测量了女性 8 小时内平均会分泌多少白带，结果显示：非排卵期 1.55 克，排卵期 1.96 克。[14] 如果你经常感觉自己"下面"湿漉漉的，那可能是感染了的信号，或者是你刚有了一个新的性伴侣，阴道为了适应这个男人阴茎携带的菌群，产生了更多的分泌物。当然，男女刚开

正常的阴道分泌物

始一段关系时往往做爱频率较高，阴道也需要分泌更多的白带来应付这种局面。白带在女性怀孕期间也会增多，这也是正常的，因为阴道壁的血液供给量增加了，阴道也就更容易"出汗"了。

我们将阴道中的细菌统称为"阴道菌群"。如果阴道菌群处于生态平衡状态，那么优势菌肯定是乳酸杆菌，它们能帮助女性抵御外来有害细菌和其他致病微生物的攻击。如果你还不知道阴道中的乳酸杆菌，那是时候对它们进行简单的了解了，要知道它们为了确保你的阴道健康每天都在忙碌着。阴道中的乳酸杆菌是友好细菌，也是起防御作用的细菌，在雌激素的作用下茁壮成长。它们害怕肥皂、氯水和大多数抗生素，是疯狂迷恋碳水化合物的"瘾君子"，能将碳水化合物分解成乳酸（酸奶和酸菜里有大量乳酸）。此外，乳酸杆菌还能产生过氧化氢，染发剂的主要成分就是过氧化氢，而这种物质能预防阴道感染。（当然，阴道中的过氧化氢浓度要比染发剂中的浓度低多了！）

当乳酸杆菌在阴道菌群中占据主导地位时，阴道的 pH 值保持在 4~5 之间，即阴道的环境是良好的酸性环境，这样周围环境中的致病菌就无法在阴道中生存和繁殖了。不过要注意的是，很多细菌都是阴道正常菌群的重要组成部分，包括大肠杆菌在内的有害细菌。许多肠道细菌也可以产生乳酸，而这对形成良好的酸性环境是有益的。此外，一定量的白色念珠菌也是正常菌群的一部分，但是如果它们大量繁殖，就会出问题。阴道菌群就好比

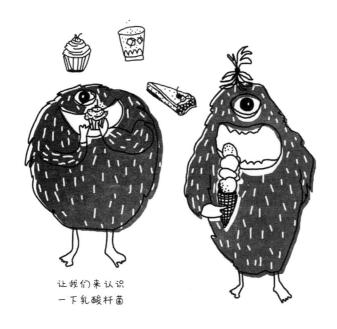

让我们来认识
一下乳酸杆菌

草坪：草坪生态状况越好，三叶草和蒲公英这样的杂草就越少；如果我们疏于护理，杂草就会疯长，问题就出现了。

小贴士

让我们来一起认识一下乳酸杆菌吧！乳酸杆菌分为不同的种类，女性阴道中的乳酸杆菌决定阴道的酸碱度，而阴道中存在哪种乳酸杆菌则与种族有关。阴道的 pH 值不一定一直保持在 4~5 之间。

科学研究已经证明，阴道菌群存在种族差异！白人女性和亚裔女性与惰性乳酸杆菌和卷曲乳酸杆菌生活在一起，她们阴道的 pH 值通常为 4.0[15]，而黑人女性和西班牙裔女性则更多与詹氏乳酸杆菌生活在一起，她们阴道的 pH 值通常为 4.7~5.0！因此，如果你自己在家测量阴道的酸碱度（比如怀孕或检测感染情况时），应该参考上面的数值。

有趣的是，人们发现互为性伴侣的男女双方会"共享"生殖器菌群。如果女方换了性伴侣，阴道菌群会自动适应男方生殖器携带的菌群。这也算是微观层面的"一家人"的体现吧。

想必大家都知道，保持阴道菌群平衡很重要，因为阴道既是女性身体内部的器官，又与外界直接相通。不过，阴道的"邻居"肛门有点儿不讲卫生，这可有些麻烦。最好让它的"邻居"多洗洗澡，免得影响阴道过舒服的日子。

总的来说，我们的目标是让阴道中的乳酸杆菌占据优势地位，让阴道的酸碱度保持正确且稳定。如果阴道中的"居民"受到了干扰，身体会出现多种症状，我们可以通过症状来倒推病因。接下来让我们来看看都有什么症状吧！

外阴瘙痒

"痒"就是个不速之客，总是不期而至，比如在旅途中、会议中或家长会上。外阴瘙痒的感觉真是难以言喻。你总想挠裤裆，这简直太丢人了，只能怪上天为什么要让女性承受这些。如果你上网搜"外阴瘙痒"，会看到很多建议，但大多是针对阴道真菌感染的，而阴道真菌感染只是造成外阴瘙痒众多原因中的一个。

引发阴道真菌感染的病原体是白色念珠菌。我在前文已经说过，这种真菌其实也是阴道里的普通"居民"，但它很喜欢雌激素，因此会在女性经期引发外阴瘙痒。所以，小女孩和绝经的女性是不会被因白色念珠菌引发的瘙痒困扰的。大小阴唇之间的部位、肛周、腹股沟或阴蒂上方也可能被真菌感染，从而引发瘙痒，具体我将在第十章详述。

✳ 原来如此

无论是上厕所，还是游泳，抑或是做爱，正常情况下都不会造成阴道真菌感染。如果被真菌感染了，多半是免疫系统出了问题。

阴道真菌感染会引发瘙痒，使小阴唇发红、肿胀。感染了真菌后，阴道分泌物最初是稀薄的液体，之后会呈碎渣状；分泌物可能是白色的，也可能是黄色或绿色的，不过不会散发出异味！

可以使用抗真菌药，比如克霉唑或制霉菌素治疗真菌感染。外阴止痒药膏或栓剂中基本含有这些成分，75% 的患者接受治疗后就痊愈了。

不过，既然白色念珠菌是阴道中的普通"居民"，为什么还会突然大规模繁殖，导致出现烦人的症状呢？有人说白色念珠菌是个投机主义者，一旦人体出现免疫缺口就抓住机会为所欲为。有个公式可以简单地概括感染的原因：病原菌入侵 + 易感因素 = 感染。如果身体某个部位的防御能力较差，白色念珠菌就会像唱卡拉 OK 的醉汉一样，第一时间抢走麦克风，开始鬼哭狼嚎。除了雌激素外，白色念珠菌还喜欢糖原，这也是为什么它会大量出现在女性糖尿病患者的阴道中，因为这些患者既存在免疫缺口，阴道中又有大量糖原。此外，在来月经前，孕激素水平升高导致阴道上皮细胞脱落，脱落的细胞（含有糖原）在阴道中给白色念珠菌摆了一桌大餐。因此，真菌感染在月经快来的时候非常常见。

在女性怀孕期间，由于体内雌激素水平升高，阴道真菌感染变得非常常见，医学界甚至认为，真菌感染对孕妇来说完全正常，不一定需要治疗。只有在临产前才需要格外注意，否则婴儿也有可能感染真菌，特别是被尿不湿覆盖的部位。虽然孕期感染真菌很烦人，但并不危险，只不过是不断增多的雌激素和糖原让它们实在"盛情难却"，不得不在阴道中"定居"。有的时候，有些女性注意到自己阴道分泌物增加，于是来找我，我告诉她们是真菌在兴风作浪，她们都很惊讶，因为一点儿都不痒。另外，真菌非常喜欢强酸环境，所以，如果阴道的 pH 值较低，可能表明感染了真菌。

不过，如果外阴一直很痒，并且反复发作，该怎么办呢？首先，一定要确定真的是真菌感染的问题。通常情况下，妇科医生只要看一眼或用显微镜观察分泌物就能分辨是否是典型的真菌感染。但是，据估计，只有 30%~50% 的外阴瘙痒是由真菌感染造成的！外阴瘙痒也可能由雌激素缺乏、外阴硬化性苔藓、过敏或其他皮肤病引起（后文将详细阐述）。此外，我必须声明，阴道感染了真菌没必要清理肠道，而所谓的抗真菌食谱就更是在胡说八道了。

我们治疗的目的是缓解不适，而不是清除真菌，因为那是不可能的。照顾我们下面的"小姐妹"时，原则很简单：少即多，用清水洗就可以了。要知道肥皂可是乳酸杆菌的天敌之一。如果洗得太频繁，你可能会打扰到我们的乳酸杆菌朋友，导致真菌驻扎，引发外阴瘙痒。你可能以为是因为没洗干净才痒，于是一直拼命地清洗，结果却越洗越痒。

如果你怀疑自己的阴道感染真菌了，可以直接去药房买抗真菌药。[①] 但是，最多只有 50% 的外阴瘙痒是真菌引起的，直接吃药真的明智吗？大家对此意见不一。有人认为，先吃药，如果没有好转，再去看医生；也有人认为，吃药可能加重症状，甚至引发过敏。如果每次外阴瘙痒时都可以及时找妇科医生检查，并且采用正确的方法治疗，那就再完美不过了。不过，更有可能的情况是，恰巧在周末时外阴瘙痒难耐，约不到医生，或者根本没时间去看医生。如果遇到这些情况，且符合以下症状，我主张先从药店自行购买药物：

- 瘙痒感强于灼热感，
- 阴道分泌物无异味，

---

① 其实，真菌性阴道炎的首选治疗方法不是口服抗真菌药。另外，抗真菌药在中国是处方药。建议怀疑自己的阴道感染了真菌的女性寻求专业帮助。——译者注

- 阴道的 pH 值正常。

如果一周后症状仍未消失，那你就一定要去看医生了。

※ **原来如此**

你不会在公共澡堂或公共泳池被真菌感染！让你感到不适的可能是氯水：氯会损害阴道黏膜，杀死乳酸杆菌。其他细菌则会趁机繁殖，引发灼热感，并造成白带异常。如果要去这些地方，最好在去之前或之后使用乳酸杆菌栓剂。

如果捣乱的不是真菌，那会是什么呢？通常情况下，雌激素缺乏是造成外阴瘙痒的主要原因。我们已经了解到，一方面，女性体内持续缺乏雌激素会导致阴道黏膜萎缩，使外阴皮肤变得敏感，从而导致发痒。另一方面，没有了钟爱的雌激素，乳酸杆菌会觉得"菌生无望"，选择消失。阴道 pH 值随之升高，向来自肠道的"捣蛋分子"敞开大门，在不受约束的状态下，它们有可能作恶，引发外阴瘙痒、灼热和白带异常。如果遇到这种情况，可以用雌三醇进行治疗，这是一种与人体内的雌激素具有生物同质性的激素，不会对乳酸杆菌造成影响。雌三醇有药膏和栓剂两种样式，对改善阴道环境有奇效。

如果外阴虽然瘙痒，但灼热感更强烈，特别是在做爱期间或做爱之后，那通常是细菌感染造成的。你在药房就能买到乳酸菌制剂，可以用它快速减轻症状。如果灼热感一直存在，有时候需要用含有抗生素的阴道栓剂进行治疗，当然具体的就要遵医嘱了。如果妇科医生不给你做微生物涂片检查也不要紧，因为这通常没什么用！妇科医生只需两样东西就能诊断你阴道里的细菌是否过度繁殖了：显微镜和 pH 试纸。不过，如果把涂片送去实验室检验，结果通常也只是发现了肠道细菌（也就是普通的细菌）。不过这样的结果丝毫不令人意外，毕竟这些肠道细菌存活的营养需求很低，哪怕是在粪堆上也能繁殖。如果你因为这样的检查结果开始口服抗生素（通常这样的医嘱都是医生在不了解病人、仅仅参考实验室化验结果的情况下提出的，他们试图用抗生素 B 杀死细菌 A），那么只会连累阴道菌群，其实并不可取。不过，如果做的是特殊切片检查，则可能暴露是否感染性病，具体的我将在第五章阐述。

小贴士

如果外阴瘙痒感强于灼热感，则可能是真菌感染造成的；而如果外阴灼热感强于瘙痒感，则可能是细菌捣的鬼！

外阴瘙痒反复发作，背后的原因也可能是患了自身免疫性疾病，虽然这种情况比较罕见。如果患了外阴硬化性苔藓，外阴皮肤黏膜会因不明原因被攻击。弹性纤维被破坏，导致皮肤发白，变得像鞋底一样粗糙。外阴硬化性苔藓多在女性体内缺乏性激素时发病，所以更年期妇女和 10 岁以下的女孩更易患此病。有些女性在 20 多岁或 30 岁的时候也得了这种病，没人知道为什么。外阴瘙痒反复发作，发作时瘙痒难耐，无法正常生活；小阴唇萎

外阴瘙痒

缩，逐渐和大阴唇融合，阴蒂粘连，几乎完全隐于阴蒂包皮之下；性交时会有灼热感和刺痛感……外阴硬化性苔藓患者的生活里几乎没有欢笑，其实这很大程度上也是因为这种病很容易被妇科医生误诊为真菌感染，从而浪费了宝贵的治疗时间，导致粘连的阴蒂无法复原，消失的阴唇无法重现。

如果能及早发现这种病，我们就可以对症下药。首先，应该持续涂抹可的松软膏，每天涂 2 次，持续涂 8 周，之后减少用量，继续使用。但这也不是长久之计，因为可的松会让皮肤变得非常薄，而这是不可逆的。患者还可以使用包括吡美莫司和他克莫司在内的免疫抑制剂，但这些药物都不能长期使用。

更加可行的办法是采用二氧化碳点阵激光疗法。这种激光疗法是专门为妇科医生研发的，其中最常见的两种为"蒙娜丽莎之吻"（MonaLisa Touch）和"科医人维密"（FemTouch）。激光能刺激新皮肤生成，并对失去平衡的免疫系统产生积极影响。这些疗法能触发皮肤的修复级联反应，但具体原理我们尚不清楚。激光似乎能中断外阴硬化性苔藓的病理过程。对那些饱受其扰的患者来说，这意味着她们可以回归正常生活，不再感到外阴瘙痒难耐，甚至能够重新享受性爱的乐趣。任何怀疑自己患有该病的人都应该向妇科医生请求做皮肤活检。但是，在患病初期，医生很难通过显微镜观察到异样，这确实有点儿棘手。如果内情不明，但外阴瘙痒持续存在，我会优先考虑让病人接受二氧化碳点阵激光治疗，这样做一般不会出错——不仅可以修复皮肤，还可以增强免疫系统。这里还要说明的是，外阴硬化性苔藓虽然无法被彻底治愈，但激光可以缓解病情，所以患者应该每年接受一次激光治疗。

胯间的"海鲜铺子"——如果外阴有异味

可以确定的是，每一位女性的外阴都有它独特的气味，就像世界上没有一片叶子是相同的一样。女性外阴的气味来源于正常的阴道分泌物、肛门的腺体和腹股沟汗腺的分泌物，以及耻骨附近和大小阴唇。唯一闻起来没味儿的时间可能就是刚洗完澡的时候，但也不是所有人都这样。你可能觉得妇科医生总在闻这股气味，但其实并不是（要说气味大，那汗脚可比外阴气味大多了，不过这就是另一个问题了）。健康的外阴确实是有味道的，但外人只有在离得非常近的时候才会闻到，而妇科医生工作时通常不会离得那么近。

外阴的气味由诸多因素决定，比如女性处于月经周期的某个阶段，是否吃避孕药，是否怀孕，是否刚运动完等。有些女性外阴的气味可能有点儿大，其中还可能掺杂了一点儿汗味。如果女性怀孕了，或者开始停止服用避孕药，身体又被天然的激素所控制，外阴的气味就更大了。如果你沉迷在声色犬马之中，那你外阴的气味可能会改变，略带点儿氯的味道，因为其中掺杂了精液的味道。

小贴士

如果外阴有一股很大的汗味儿，那么你可以洗完澡后在腹股沟处涂抹滚珠式除臭露。但我要提醒你，得确保除臭露里面含有止汗剂（也就是确保它能止汗）。我不推荐你使用喷雾类产品，因为使用时可能喷到阴唇上，阴唇可不喜欢这些东西。

如果白带气味非常大，有一股鱼腥味或垃圾的臭味，那可能是阴道被微生物感染了。最常见的是细菌性阴道病，由多种细菌共同引发的混合感染所致，其中最常见的细菌是加德纳菌。做过氧化氢试验可以确定自己是否患有细菌性阴道病。如果因为使用抗生素或其他因素导致阴道内乳酸杆菌数量减少、阴道 pH 值升高，加德纳菌这种散发着鱼腥味的细菌就会在阴道中"称王称霸"。

加德纳菌闻起来像是放了很多天的鱼，味道会在接触精液或血液后变得更糟。我们只有用一种名为"甲硝唑"的抗生素才能消灭它们（甲硝唑能在不伤害乳酸杆菌的前提下杀灭加德纳菌）。

※ **原来如此**

德语国家的人们常说，如果患了阴道炎，白带会呈灰白色泡沫状。这一说法很容易让人产生误解：这种描述仅适用于窥镜检查，白带会在金属仪器中呈灰白色泡沫状，其实内裤上的白带呈黄色或绿色。

细菌性阴道病的一个发病机制是：阴道内的细菌如果超过一定的量，会在阴道内壁上形成生物膜，它们像僵尸一样聚集在一起，以抵抗更高浓度的抗生素。患者即使在使用甲硝唑后症状消失了，但这也只是暂时的，细菌生物膜还是能在两三个月后"卷土重来"。不过好消息是，很多感染会自愈，乳酸杆菌再度掌控局面就可以阻止生物膜形成，虽然难度可能有点儿大。现在有一种疫苗（Gynatren）专门用于预防阴道炎，为女性带来了福音。此外，研究人员在细菌性阴道病患者伴侣的尿液中寻到了生物膜的踪迹，所以医学界依然在就细菌性阴道病能否通过性接触传播进行讨论。

滴虫病能通过性接触传播，滴虫会导致女性白带呈黄绿色，散发出一股恶臭，以及阴道有灼热感。滴虫是一种能移动的原生寄生虫，在显微镜下看起来像比目鱼或远古的螃蟹。这种病在德国已经比较罕见。滴虫在 pH 值为 5.0 的环境里感觉最舒适，这也是它们常来找阴道麻烦的原因。如果女性被诊断出滴虫性阴道炎，伴侣也要一同接受治疗，否则双方就会像打乒乓球一样来回交叉感染。

还有什么可能导致外阴有异味呢？首先要确认是否有卫生棉条遗忘在阴道里了，特别是当白带呈棕色时。如果尿骚味很浓，那可能是因为咳嗽或打喷嚏时经常漏尿。尿失禁的问题虽然听起来没那么严重，但早晚还是要解决的。

如果你意识到自己的外阴气味不同寻常，无论如何都应该让妇科医生检查一下。不过没有必要消除外阴的正常味道。如果你的外阴闻起来没有臭鱼或者垃圾味儿，而是有些咖喱味儿或汗味儿，那没什么可担心的。我感觉很多女性对自己的气味感到羞耻，害怕这会成为性生活中的绊脚石。要知道，女性的气味中充满了信息素，能唤醒男性原始的欲望。很多女性在享受鱼水之欢前使劲洗澡，特别是在漫长的一天结束后。但不要太过夸张：首先，这对皮肤没什么好处；其次，正常的气味是性的一部分，真正的男人应该认为他的妻子的气味比任何一场足球比赛和赛车比赛都更有魅力。顺便提一句，拿破仑才是最著名的懂得欣赏女性体味的男人。战后归来时，他给妻子写信："别洗澡了，我要回家了！"看看人家！这听上去才有点儿小别胜新婚的意思嘛！

"沙漠之花"——如果阴道过于干燥

阴道干燥通常由两大因素引起：一是性激素出了问题；二是身体在说"不"，大脑却无法确定。

先说说性激素的问题。阴道，特别是阴道口只有在女性体内雌激素分泌正常时才能保持柔软、湿润和有弹性。一旦体内雌激素水平太低，阴道就会变干燥，阴道壁也会萎缩，变得非常薄。具体的发病机制是：体内雌激素缺乏使阴道黏膜受损，组织中起保湿作用的细胞和弹性纤维减少。如果你多年来一直用孕激素避孕法避孕，比如打只含孕激素的避孕针或放置含孕激素的宫内节育器，就会发生这种情况。如果你出现了激素缺乏的问题，建议换一种避孕措施，甚至改用非激素避孕法避孕，比如放置含铜宫内节育器或使用避孕套等。

不过，女性阴道干燥更常见的原因是进入了更年期。绝经后，阴道会变得越来越干燥。不幸的是，更年期女性的阴道问题和膀胱问题非常普遍：据估计，有 60%~70% 的女性在进入更年期后会遇到这些问题！这将导致性交变得非常痛苦，阴道渐渐不再能发挥爱之巢的作用。此外，雌激素缺乏到一定程度后会引起尿失禁。

女性绝经后阴道变干燥并不是因为缺乏水分，而是因为阴道黏膜萎缩了！等到表现出症状时，阴道内壁已经变得非常薄，从而导致性交困难和排尿疼痛。既不想放弃性生活，又不想穿成年纸尿裤的女性都应该尽早预防阴道黏膜萎缩。这和预防龋齿一样重要，因为保湿剂和润滑剂是没办法解决这个问题的。市面上的阴道护理霜只能缓解症状，但无法根治问题！

多年来，妇科医生对待阴道萎缩的态度就像很多后妈对待继子一样，一点儿也不当回事。毕竟女性寿命翻番是最近 100 年才出现的事情，19 世纪，女性出现阴道严重干燥的问题时已经离寿终正寝不远了。虽然很多女性在战争年代对阴道萎缩的问题置之不理，但战后，德国大部分女性的目标还是嫁给有钱人，并长久依靠自己选择的男人。她们需要保持魅力，让疲惫的男人回家后心情愉悦。身体衰老和疾病总是伴随着羞耻和痛苦，无论是在经济上还是在心理上，被年轻貌美的女人替代对更年期女性而言都是一件非常难以接受的事情。女性至今还不习惯和同龄人或女儿畅谈更年期后身体的真实情况。没有性，女性魅力丧失，在老一辈看来都代表一个人的失败，当然还是选择缄默更合适。女性本不需要承受这些。但是她们如果告诉妇科医生自己出现了阴道干燥的症状，医生通常会说这是"正常的"，并劝告她们接受自己在衰老的现实，这种现象至今也没有任何改变。正是因为缺乏预警机制，婴儿潮一代（生于1946年至1964年的人）和X一代（生于1965年至1980年的人）的大部分女性已经或将在完全没有准备的情况下进入更年期。实际上，预防或修复阴道萎缩并没有那么困难！

雌激素最稳定的形式是雌三醇，它非常适合用来"喂饱"阴道细胞。在雌三醇的作用下，阴道重新舒展，变得水润，就像久旱逢甘霖的植物叶子不再低垂一样。含有雌三醇的阴道乳霜是人们专门研发的，能让雌三醇长久保留在皮肤中。晚上将乳霜涂在阴道口，阴道很快就会湿润如初。更年期女性对阴道的这种护理要一直持续到生命的尽头，或者说只要更年期女性想拥有健康的阴道、不想尿失禁，就要一直抹阴道乳霜。涂抹乳霜并不麻烦，把它当作每天晚上的必做事项就行了。这就和你从某个年纪开始每天晚上涂晚霜除皱一样，你也应该照顾好身体的这个珍贵部位。

对于性激素，我还有几句话要说：性激素既不是毒素，也不是致癌物质，而是生命必需的信使物质。由于一项研究被误读（这一点我将在第七章详述），长期以来女性性激素一直受到不公正对待，完全被妖魔化，导致女性的医疗保健进程整整推迟了100年，全世界数以百万计的女性因此忍受着不必要的痛苦。如今，许多女性非常重视自己的健康，因此我们比我们的母亲在同一年龄时更"年轻"。就像没有甲状腺的人必须补充甲状腺激素、糖尿病患者必须注射胰岛素（这也是激素！）一样，如果女性缺乏性激素，也应该及时补充。不过，应补充生物同质性激素，也就是说，如果是针对阴道干燥的话，应该涂抹含有生物同质性激素的药膏和乳霜。具体内容我将在第七章详细介绍！

对这类药膏或乳霜不耐受的患者，可以使用二氧化碳点阵激光疗法修复阴道，这种疗法对治疗外阴硬化性苔藓也有效。这一前沿技术使得阴道萎缩的治疗变得更高效，仅需微小的激光束就能刺激阴道黏膜新生，治疗时间很短，几乎100%无痛，阴道立刻能恢复如常。患者应该尽早接受治疗，最好是在症状出现后立马治疗。当然，这一疗法对已经承受阴道干燥之苦很多年的女性也有效。我从2016年起一直在临床上应用二氧化碳点阵激光疗法，各个年龄段的患者对此都感到十分满意（她们的丈夫也很满意）。

如果还没有进入更年期，但性交时阴道不够湿润怎么办？这可能是由服用避孕药和体内雌激素分泌不足引起的。切记，女性长期吃避孕药会对性欲产生极大的影响。如果遇到这种情况，我

125

建议立即停用避孕药，尝试采取一些非激素避孕措施。哺乳期的女性可能也会遇到类似的问题。不用担心，一旦停止母乳喂养，一切就会恢复如常。如果没有恢复，那可能是"油门"和"刹车"出了问题（参阅第二章），也就是说，身心不一，发生了冲突。女性的阴道非常诚实：如果你和男方感情不和，你的"小姐妹"就会直接甩手不干。比如，你如果不想和一个人形成亲密关系，阴道可能会说："为这个人变湿？我才不干呢！"

"地板"坏了——生完孩子后，有些事不一样了

有幸成为妈妈的女性肯定经历了很多美妙而特别的时刻：第一次通过 B 超见到孩子，第一次听到孩子的心跳，第一次感受到胎动……她们通过自己的身体感受到了生命的奇迹，并惊叹于这个古老的程序为何能像上了发条一样自动运转，身体完全知道什么时候要做什么。

无论愿不愿意，准妈妈都会收到很多建议。在德国，母乳喂养是天经地义的，经阴道分娩对母婴来说都是不二之选。但是，没有人会直截了当地谈论经阴道分娩和母乳喂养对产妇或妈妈身体的影响。我不认为这是出于耻辱感或厌烦心理，而是一个新生命的到来往往会掩盖产妇或妈妈所遭受的所有痛苦。

在自然分娩的过程中，阴道会发挥除了"爱之巢"之外的另一个作用。我们很难想象，柔软、可爱的胎儿竟然能够从那么窄小的通道中出来，而且胎儿和产妇都不会受伤，这简直太神奇

了！在激素的影响下，阴道会大幅扩张，为即将到来的小人儿腾出空间。不过，这种扩张很多时候是有限的。事实上，分娩过程中，盆底肌常常被过度拉伸和挤压。你可以把盆底肌想象成一张吊床，封住了骨盆底部。吊床附近有两个开口，一个通往直肠，一个通往阴道，同时也兜着尿道。虽然日常生活中盆底肌也常被过度拉伸，导致上面出现细微的裂纹，但这并不要紧。当产妇生产时，盆底肌分离，一方面导致阴道张力减弱，另一方面导致膀胱、直肠和子宫下移，也就是所谓的"膀胱脱垂""直肠脱垂"和"子宫脱垂"。一开始只是轻微脱垂，你只会感觉做爱时有点儿不对劲，好像阴道变松了，快感大不如前。膀胱脱垂的话，患者在咳嗽、大笑或打喷嚏时会漏尿。

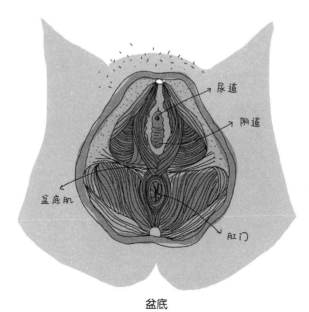

盆底

"地板"坏了——生完孩子后，有些事不一样了

因此，女性分娩后，应该在妇科医生的允许下尽早开始进行盆底肌训练。人们经常提到的一个词——产后修复运动，其实主要指的就是盆底肌训练。腹部训练反倒是次要的，不要做仰卧起坐，只需着重锻炼腹外斜肌和腹直肌。盆底肌训练又被称为"盆底肌再教育"（pelvic floor re-education），我认为这个说法很恰当。女性产后要重新学习如何正确使用肌肉，就像骨折后要做理疗才能重新学会走路一样，盆底肌也只有重获新生，才能恢复功能。普拉提训练也很有效，做过的人都知道。总体而言，这种练习就是致力于训练那些能控制尿液的肌肉，从而起使阴道变紧致的作用。最好每天做 2 次盆底肌训练，每次持续 20 分钟。

盆底肌训练的缺点是得不到反馈，训练者很难知道做得对不对。如果想得到反馈，你可以试着收紧盆底肌，然后从 1 数到 10……对大部分人来说，最多数到 8 时，肌肉就自行放松了。这种情况可以通过使用阴道哑铃得到改善。阴道哑铃就像卫生棉条一样，表面光滑，你要试着把它放进阴道中。从小号哑铃开始，如果能很好地控制它，确保哑铃不滑脱，那就换大一号的哑铃。随着训练时间的增加，你会看到自己的进步。市面上还出现了一种新椅子，能够给盆底施加电磁脉冲。盆底共振椅可以在 30 分钟内使肌肉收缩 15 000 次，这是一种高速的涡轮训练，整个盆底都能被训练到。这种共振椅源自美国，在德国已有代理商。

如果你已经做了盆底肌训练，但还是会在咳嗽和打喷嚏时漏尿，也可以采用二氧化碳点阵激光疗法或射频疗法进行治疗，一点儿都不麻烦。这两种疗法都能促进胶原蛋白生成，对治疗阴道敏感度降低和尿失禁十分有效。射频疗法主要用于治疗盆底肌和膀胱无力[16]，二氧化碳点阵激光疗法则有助于缓解会阴切口的疼痛，这是女性自然分娩后的另一个常见问题。大部分会阴切口愈合良好，不会给女性性生活带来负面影响，但有的会造成疼痛和不适。如果出现了不适，可以用二氧化碳点阵激光疗法治疗 3 个疗程，之后就能见证奇迹了。如果想寻找这方面的医生，可以看看网上的信息。[17]

会阴讨厌的瘢痕可能是缝合线再次裂开所致，如果你有这方面的困扰，对会阴切口的瘢痕进行修复可能有所帮助，即去除瘢痕组织，重新缝合。有针对性地进行产后护理能让一切恢复如初，还可以使用祛疤凝胶。

对女性来说，分娩改变的不仅是盆底的结构，还有阴道和外阴。在哺乳期，女性月经不规律，因为卵巢功能衰退得很厉害。这会导致女性体内雌激素相对缺乏，正如我们已经知道的，阴道壁将变薄、变敏感，从而使她们在擦拭外阴和做爱时有不适感。幸运的是，这只是暂时的，一旦母乳减少，月经周期恢复，阴道复原，一切又会恢复如常。

不过，很多做妈妈的人肯定都会同意我接下来的观点：事实上，身体很难恢复原样。就算努力修复、规律运动、均衡饮食，身体也无法恢复如初了。不过，这些代价换来了一个孩子。对妈妈来说，虽然无法恢复孕前的身体状态，但孩子带来的幸福千金不换。

"地板"坏了——生完孩子后，有些事不一样了

第五章
前男友的"大礼"——性病

有一天，我问我丈夫最常见的 3 种性传播疾病（简称性病）是什么。他想了好半天，说："梅毒、软下疳、艾滋病。"要知道，我丈夫以前是个海员，谁知道他在花花世界里都见过些什么！好吧，他是一位男性，我最好还是问问女性吧。我问了我最喜爱的女理发师相同的问题。她也想了好一会儿，然后告诉我："艾滋病、淋病和真菌性阴道炎。"他们说的都不对。因此，在本章的开头，我要告诉你女性最常见的 3 种性病，你需要知道并了解它们，它们就是：

- 人乳头瘤病毒（HPV）感染性疾病，

- 生殖器疱疹，

- 衣原体感染性疾病。

你不知道它们是女性最常见的性病，这很正常，不怪你。实际上，人们对常见性病和对罕见性病一样，都几乎一无所知。很多人在被诊断患了某种疾病后，第一反应是脑子里"轰"的一声，之后医生说了什么都没听见，回家后开始上网搜索相关信息，然后更加困惑了。如果不希望被网上不靠谱的信息绕晕或者因网上一些耸人听闻的帖子而忧心忡忡，请仔细阅读本章内容。

※ 原来如此

必须强调的是，我们不会因与性病患者共用卫生间或者一起蒸桑拿而染病，因共用游泳池而被感染的可能性也微乎其微！哪怕游泳池水的氯化消毒不彻底，唯一能存活数小时的病原体滴虫（它看起来就像远古的螃蟹）的存活率也相当低。如果这种寄生虫试图通过游泳靠近你的生殖器官（其实由于各种条件限制，它们几乎无法移动），除非阴道的 pH 值很高，否则你不可能被感染，因为它们几乎不能在酸性环境中生存。保险起见，在进游泳池游泳前，可以先服用乳酸杆菌胶囊！

HPV——奏响疣的"交响乐"

我们先来认识一下 HPV 家族吧，HPV 的全称是 Human Papilloma Virus，听起来像意大利语。

HPV 是一类极小的病毒，有超过 150 种亚型。每个大家族里都有些爱调皮捣蛋的角色。在 HPV 家族，扮演此类角色的是低危型 HPV，它们是引发全世界大部分疣的捣蛋分子。此外，HPV 家族里还有一些危险分子，即高危型 HPV，它们是某些癌症，比如宫颈癌和外阴癌的始作俑者。

感染 HPV 可太容易了。性接触传播是 HPV 感染最主要的传播途径。不过，即使病毒只是接触了手指，或者说我们只是与它进行单纯的皮肤接触，也可能引发感染，这就是所谓的直接接触传播，虽然通过这种方式感染的概率很小。此外，接触被污染的性爱玩具也可能被感染，但如果不偷用室友的小兔振动器，这种情况极少发生。

大多数女性会在生命的某一阶段感染 HPV。30 岁以下的女性中，至少有 25% 的人感染了 HPV。超过 70% 的女性会在一生中的某一阶段感染 HPV。不过，我们不必过分担心。为什么呢？因为人体内有能识别和摧毁病毒的免疫系统，相当于安装了搜索软件和杀毒软件。这些病毒不会引发任何症状，最多在 18 个月后就被免疫系统吞噬了。

如果感染了低危型 HPV，在过了 3 周至 8 个月的潜伏期后，你会在生殖器官上发现疣。这种东西长得挺可笑的，有的是平的，有的呈蕈状，有的则像菜花。它们最初通常只有大头针帽那么大，可能长在阴唇上、阴道口上、会阴上、肛门上、宫颈上、阴道内壁上、外阴附近和比基尼区。疣可能以非常快的速度扩散，也可能一直保持恒定的数量和大小。它们不会造成疼痛，颜色和肤色一样，摸起来有点儿硬。

我通过触诊能够发现绝大多数的疣，也能够将它与阴道口和阴道中其他无害的疣状物区分开来。这些疣状物只是长得像疣，要么很软，要么会引起疼痛，但都不是疣，可能是皮肤软纤维瘤，通常是由脱毛、皮带束得太紧、皮脂腺阻塞造成的毛囊感染（特别是在上面有白色脓头时）引起的。阴道口处还可能有处女膜残留或前庭大腺感染留下的碎屑。

不过，如果肿块很硬，摸起来就像薯片的残渣，并且在皮肤和黏膜上都有，那基本上就是尖锐湿疣。

如果患上了尖锐湿疣，该怎么办呢？不要慌，能治好。长了皮肤疣，涂药的话它们很快就能消失。阴道内的疣则可以通过做手术去除，最好采用激光手术。但也可以先不处理！大多数尖锐湿疣会自行消失。大部分情况下，长疣是免疫力低下的表现，因此，这是身体在提醒你需要提高免疫力了，你应该戒烟、保证饮食健康，避免因生活习惯差而让身体承受压力。摄入叶酸和锌也可以很好地防御 HPV 感染。有件事情在长尖锐湿疣的时候绝对不能做，那就是做爱！摩擦会加快尖锐湿疣的扩散速度。因为不同疣体的生长速度各不相同，所以所有的疣体都冒出来需要一段时间。因此，要想治愈可能需要几个星期的时间。但是，只要忍过了这个阶段，那么基本上可以终身对这种引发疣的病毒免疫。

你如果感染了低危型 HPV，那一定要排查是否也感染了高危型 HPV，看看"坏表哥"是不是也来了。目前人类已知至少有 15 种亚型的 HPV 会引发宫颈癌、外阴癌、肛门癌和咽喉癌。现在，HPV 检测还不是妇科的常规检查项目，医生只有在病人主动要求时，或者为筛查癌症做其他部位的涂片检查时才会进行检测。如果愿意，在更换性伴侣后，最好双方一起做高危型 HPV

检测。不过，正如我在前文中所说的那样，HPV 大多在 18 个月后会自行消失。但大概有 10% 的女性携带 HPV 的时间比较长，HPV 持续附着在宫颈细胞中。一旦在那里驻扎下来，HPV 会造成宫颈细胞变异，而这可以通过宫颈细胞涂片检查异常反映出来。在做宫颈癌早期筛查时，妇科医生取一定量的宫颈细胞送入实验室进行检测，以确认宫颈细胞是否被 HPV 感染。通常只有在宫颈细胞涂片检查结果不理想时，你才知道自己是高危 HPV 携带者。医院会打来电话，让你做进一步检查。如果接到了这样的电话，不要惊慌，大多没那么严重，但你可能在之后的很长一段时间里都要随诊。一般从感染 HPV 发展到宫颈癌需要 10 年的时间，而在那之前，你已经随诊了无数次，有无数次发现问题的机会。通常情况下，HPV 感染情况会慢慢改善。但是，如果更严重了，可以借助于穿刺活检尽早确诊以及时止损，具体内容我将在下一章详述。

男性需要将 HPV 检测作为常规检查项目吗？答案是否定的。首先，阴茎不是 HPV 的理想靶器官，因为阴茎皮肤不像宫颈黏膜那样容易受 HPV 的影响，导致宫颈细胞变异，所以相比宫颈癌，阴茎癌非常少见。其次，虽然我们已经在男性身上发现了 HPV，但这是在研究过程中而非临床上发现的。出于各种原因考虑，从来没人为男性做 HPV 检测。人们认为，为男性检测会导致病人不快，并且从长期来看，这项检测的参与率很低（我还没见过一位没有症状但是接受医生将棉签插入尿道进行检测的男性）。

如何避免感染 HPV 呢？最重要的是始终确保做爱安全。当然，接种 HPV 疫苗也能让人体对特定亚型的 HPV 免疫。在德国，18 岁以下的女孩的 HPV 疫苗接种费用由医保承担，有些保险公司甚至可以承保到 24 岁。[①] 即使 HPV 疫苗接种费用不能报销，我也建议你将购买漂亮衣服和染发的钱省下来，去接种疫苗。不过，接种 HPV 疫苗并不能预防全部亚型的 HPV，因此，即使接种了 HPV 疫苗，还是有可能感染其他亚型的 HPV。

✳ **原来如此**

> 有过性经历，接种 HPV 疫苗就没用了吗？当然不是！接种 HPV 疫苗一直有意义，即使有过性经历，也不会"没用"。只要你没有感染疫苗所针对的几种亚型的 HPV，接种疫苗就能有效预防宫颈癌和尖锐湿疣，即使你超过了 26 岁。任何人都可能感染 HPV，有研究表明，只要在 45 岁以下接种 HPV 疫苗，就一直有效！[18]

在德国，人们总是在争论是否有必要接种 HPV 疫苗，但有时候这种讨论非常情绪化，不是以事实为依据进行的，因此很多德国女性至今仍未接种疫苗。太遗憾了！从很多年前开始，澳大利亚几乎所有女孩（和男孩！）都会在学校接种 HPV 疫苗，这大大降低了尖锐湿疣和宫颈癌的发病率。

---

① 现在，德国绝大多数公保已将女性接种 HPV 疫苗的年龄限制放宽至 26 岁，甚至是 30 岁。除了少数几家保险公司负担 90% 的费用，其余的均负担全部费用。——译者注

如果你的 HPV 检测结果为阳性，但宫颈细胞涂片检查结果正常，这又是怎么回事呢？也许你属于那 90%HPV 会自行消失的人中的一员。当然，说一千道一万，要想防止 HPV 造成细胞变异，必须增强免疫力，最重要的就是不要抽烟！！因为香烟中的尼古丁会滋养 HPV，并破坏宫颈细胞。

在被告知宫颈细胞涂片检查结果异常、HPV 检测结果为阳性、需要接受进一步检查时，大部分年轻女性或多或少感到震惊。很多人开始自责，试图回想自己哪里做错了。不要过于苛责自己，因为感染 HPV 太容易了，我们无法做到 100% 预防。你能做的就是不要慌张，以一颗平常心看待问题。虽然你必须接受进一步检查，但就把这些当作上天对你的考验吧！每一位富有冒险精神的女性都不害怕这些考验。这些检查结果异常并不代表你患了癌症，也不是患癌症的前兆。一切将恢复如初。你还是安全的，剩下的就交给医生吧。

单纯疱疹病毒——一旦感染，反复发作

单纯疱疹病毒（HSV）会引发一种常见的性病——生殖器疱疹，这种性病的主要传播途径是性接触传播，女性好发于阴唇、阴道口、阴阜、尿道、宫颈、肛门和臀部。初发患者从感染 HSV 到出现症状需要 2~20 天。不过症状通常来势汹汹：发高热、四肢酸痛、腹股沟淋巴结肿大、局部水疱又痒又疼。得了生殖器疱疹可不是闹着玩的，得过一次的人都将终生难忘。

初发生殖器疱疹的患者，病程会很长，可能到了第 3 周病情才有所缓解。HSV 穿过黏膜和皮肤，在生殖器官上的水疱中庆祝自己的首次亮相，水疱简直就是它们开派对的场地。水疱愈合后，HSV 依然能避开免疫系统的攻击，长期潜伏在神经细胞内，等待再次被内部或外部压力激活——通过神经传导通路再次到达上皮细胞，再次增殖。虽然复发感染的症状没有初发感染的严重，但患者还是会痒、会疼，每次复发，都会毁掉患者美好的一天。激活 HSV 的压力可能是心理上的，也可能是身体上的，比如接受手术或得了流感。对有些女性来说，来月经甚至就是"导火索"。生殖器疱疹复发、痛经，这些女性该多么难受啊！

HSV 有两种类型，即 HSV-1 和 HSV-2。它们类似于异卵双胞胎：相似，但不同。唇部疱疹的病原体大多为 HSV-1，生殖器疱疹的病原体则大多为 HSV-2。HSV-2 比 HSV-1 更具侵略性，因此初次感染 HSV-2 要比初次感染 HSV-1 的症状严重得多。长期以来，人们一直以为唇部疱疹不会传染给生殖器官。但现在我们知道，生殖器官也可能感染 HSV-1，而这通常是通过口交感染的。同样，HSV-2 也会通过口交到达唇部，引发唇部疱疹。过去，大部分引发生殖器疱疹的病毒是 HSV-2，而现在人们发现，生殖器感染 HSV-1 的现象也时有发生。据估计，高达 80% 的年轻女性患者生殖器上的疱疹是由 HSV-1 引起的，幸运的是，HSV-1 的攻击性没有 HSV-2 的强。HSV 携带者体内的 HSV 哪怕没有引发任何症状，也具有传染性。我们仔细想一想就会发现，HSV 这样做有它的道理：长水疱非常疼，所以发病时患者是绝对不会考虑做爱的。目前已经能够确定患病部位会复发。

孕妇如果患上生殖器疱疹是很令人担忧的：如果在怀孕前期初发感染，可能造成流产；而如果在分娩前初发感染，甚至可能危及胎儿生命。如果孕妇复发感染，那么病情不会太严重，因为免疫系统已经识别了这种病毒。但是 HSV 非常喜欢潜伏在胎儿的神经中，并可能引发脑膜炎。此外，生殖器疱疹还会在产妇经阴道分娩时通过产道传染给婴儿，因此，如果你在孕晚期怀疑自己感染了生殖器疱疹，建议行剖宫产。

最好用阿昔洛韦片治疗 HSV 感染。如果感染处于急性阶段（HSV-1 感染和 HSV-2 感染都是如此），我会让患者每次服用 800 毫克的药，并让她们每 4 小时服用一次，直到都用完。[1] 阿昔洛韦片不是抗生素，而是抗代谢药，只会参与被感染细胞的代谢。因此，阿昔洛韦片几乎没有副作用，可以充当预防用药，孕妇也可以使用。[2] 如果在感染 HSV 的同时还感染了阴道真菌，患者可以合并使用抗真菌药，但是最好口服，阴道栓剂可能造成疼痛。

---

[1] 请遵医嘱。——译者注
[2] 阿昔洛韦主要通过抑制病毒 DNA 合成起抗病毒作用。口服阿昔洛韦副作用相对较小。常见副作用包括头晕、头痛、皮肤瘙痒、起皮疹、恶心、呕吐和腹泻，发生率为 1%~10%。孕妇用药请遵医嘱。——译者注

小贴士

如果每天摄入大剂量的锌，大约 30 毫克，可以避免生殖器疱疹暴发。此外，还可以每天服用 1 片阿昔洛韦片来预防生殖器疱疹。如果长期服用避孕药，并在停药期间总是复发生殖器疱疹（这是由激素紊乱引起的！），则可以继续吃避孕药，这是一个临时解决方案。

衣原体——"悄悄地进村，打枪的不要"

衣原体可谓留下一连串犯罪记录的"犯罪分子"。这是一类十分特别的微生物：没有细胞壁，就像躲在特洛伊木马中躲过攻击的战士一样，寄生在人类健康的细胞中躲过人体免疫系统的攻击。人体的免疫细胞通常可以识别并攻击与它们大小相当的入侵者。而衣原体就像小婴儿一样沉睡在男性和女性健康的生殖细胞中，因此在很大程度上可以免受人体防御系统和抗生素的攻击。这也是为什么一个人在感染衣原体后一开始没有任何症状。衣原体在健康的细胞中繁殖、沉睡、等待，直到两三天后细胞"缴械投降"，接着它们便可以感染更多的细胞，对人体造成进一步损害。衣原体真正的危险之处在于，它们很容易被忽视，几乎不会引发明显的症状。女性体内未被发现的衣原体就像一束火苗，起初火力微弱，但随着时间的流逝越烧越旺——波及面越来越广，最终导致输卵管粘连，从而使患者无法正常怀孕。

即使勇敢的精子能够通过粘连处，也可能因为受精卵无法通过粘连处而发生输卵管妊娠。女性衣原体感染最常见的部位是宫颈移行带，它为各种病原体提供了肥沃的土壤。这里是衣原体的寄居地，女性如果感染衣原体，做爱后宫颈可能流出黄色的脓性分泌物或血。

此外，如果衣原体感染累及子宫内膜，可能造成排尿灼热、小腹胀痛、性交疼痛或出现非典型不规则出血。衣原体是大多数前庭大腺脓肿、输卵管脓肿和输卵管阻塞的罪魁祸首，但它们的罪行还不止这些：女性怀孕期间感染衣原体会造成早产，产妇经阴道分娩时也会将衣原体传染给新生儿，导致新生儿一出生就发生眼部感染或患上肺炎。毕竟，衣原体能在水中存活，引发滤泡性结膜炎（游泳池结膜炎）。

如果男性感染了衣原体，除了会引发尿道炎外，还可能引发附睾炎。但是，就像在女性体内时一样，衣原体在男性体内也可以潜伏较长时间，不引发任何症状，这当然也是为了便于扩散。因为身体没有任何不适症状，携带者自然不会去看医生，传染给自己的伴侣也浑然不觉。据估计，在德国，多达 10% 的 25 岁以下的女性在不知不觉中被感染，10 万名女性因为感染衣原体而引起输卵管阻塞。2006 年，在柏林一所中学进行的一项调查的结果令人担忧：近 90% 的女孩不知道衣原体是什么，更不知道它们可能在不知不觉中对自己造成永久性伤害。与更年期妇女相比，年轻女性更容易感染衣原体，因为宫颈移行带是衣原体最喜欢驻扎的场所，而年轻女性来月经或者服用避孕药等都会导致宫颈移行带向阴道方向移动。性交时，衣原体能够直接从阴茎到达宫颈移行带，并在那里静悄悄地"开工"。接着，它们可以去到所有可能到达的地方，包括输卵管和前庭大腺。

衣原体是地下破坏者，系统中的特洛伊木马病毒，生殖器官上的阴谋家。如何让它们暴露在光天化日之下呢？它们能躲过大部分抗生素，游走于免疫系统的攻击之外，我们进行普通的微生物涂片检查也发现不了它们。因此，我们需要采用一种特殊的方法来检测衣原体。目前，医生通常采用PCR（聚合酶链式反应）法检测宫颈细胞和尿液中的衣原体。在德国，进行尿检更划算，但前提是衣原体潜伏在尿道中，并能随尿液排出体外。德国医保覆盖了25岁以下女性的衣原体检测费用。我建议年轻女性在初夜后的3~6个月内或者更换性伴侣后进行衣原体检查，无论你和你的伴侣是否有明显的症状。在怀孕期间和人工授精之前也要做这项检查。

对我来说，症状要比实验室检测结果更重要，这有两大原因：第一，就算宫颈细胞涂片的PCR检查结果没有异常，也不能排除感染的可能性！衣原体可能感染了输卵管而非宫颈，它们在输卵管上搞破坏，使得输卵管出现严重问题。第二，我不想干等实验室检测结果，毕竟衣原体感染引起的灼热感还在困扰着患者。特别是如果患者下腹部疼痛，甚至在触诊时剧烈疼痛，这说明衣原体已经感染了输卵管，那里通常是衣原体首先攻陷的部位。衣原体还有个好朋友——淋球菌，它们喜欢一起搞破坏。如果它们一起出现，那会让患者感到强烈不适，并表现出严重的炎症症状。如果是这样，我通常会对患者进行有针对性的抗生素联合治疗，把它们一网打尽。治疗衣原体需要服用抗生素 10 天，你的性伴侣即使还没有症状，也必须同时接受治疗，以免发生交叉感染！当然，在治疗期间，要暂停阴道内的一切活动。

淋球菌——"买一送一"

淋病奈瑟球菌（简称淋球菌）是淋病的病原体，喜欢与衣原体"唱双簧"，但有时也会"说单口相声"。淋病的主要传播途径是性接触传播，包括阴交、口交和肛交；症状五花八门，包括白带增多、性交疼痛、喉咙痛等。女性患者即使只有生殖器官受到影响，症状也可能令她们非常痛苦，尤其是输卵管受损时。女性患者如果宫颈形成脓肿，会分泌白色的脓性分泌物；如果尿道被感染，排尿时会有灼热感。此外，淋球菌和衣原体还会引发前庭大腺脓肿。这些症状会在感染 2~4 天后出现，应尽快接受治疗。

不过，有些女性患者症状较轻，被感染后没有什么异样，这些患者反而更值得关注，因为她们将淋球菌传染给他人的风险更大，也无法得到及时治疗，淋球菌可能悄悄破坏她们柔嫩的输卵管。因此，及时去看妇科医生非常重要！医生会检查你的下腹部，还可能为你做涂片检查和超声检查，即使你现在还没有明显的症状（这种情况很常见）。医生会通过触诊来判断病人腹部是否存在问题，就算有一点点的可能性，都会推荐病人及其伴侣服用抗生素。任何人都无法承担病情被延误的后果。如果男性感染了淋球菌，尿道会出现脓性分泌物，每天早上上厕所时都会有不适感。在共进早餐之后，伴侣也要吃抗生素。

小贴士

如果你被淋球菌感染了，即使你的伴侣没有症状，也必须一起接受治疗！治疗期间不要性交！

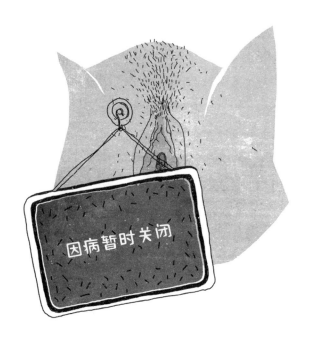

因病暂时关闭

产妇感染淋球菌尤其危险，因为淋球菌可能经产道传染给新生儿，从而引起严重的眼部感染，甚至导致失明。因此，即使产妇身体健康，我也建议为新生儿滴眼药水进行预防。与世界上其他地区的人一样，德国人对药物也总是持高度怀疑的态度，因此新手父母对给新生儿滴眼药水这件事犹疑不决。要知道，其他病原体也可能引发新生儿眼部感染，所以我宁愿采取更安全的做法。

浑水摸鱼的滴虫和支原体

在发生恐怖袭击或其他恶性事件后，我们总会看到一些有关浑水摸鱼之人的新闻。有些心怀叵测的人会趁机捣乱，希望自己成为焦点。爱浑水摸鱼的微生物也不少。

滴虫我在前文已经简单介绍过了，是一种长得像远古螃蟹的微生物。滴虫偏爱碱性环境[①]（这种环境也易引起细菌性阴道炎），有鞭毛，能游动，如前文所述能在游泳池中存活。女性携带者一般通过性行为感染，不过前提是阴道 pH 值较高（碱性环境），只有这样它们才能真正存活下来。滴虫还喜欢潮湿的环境，因此不要用别人的湿毛巾。（蒸桑拿一定要小心，请随身携带自己的毛巾！）滴虫几乎总和细菌性阴道炎一起出现，导致患者阴道分泌黏稠的、有异味的黄绿色分泌物，并且瘙痒、有灼热感。一旦你确诊，伴侣也要接受治疗！

[①] 实际上这里说的"碱性"并不是指阴道 pH 值大于 7，一般阴道 pH 值超过 5 就适合滴虫生存了。——译者注

浑水摸鱼之人的一大特点就是性格软弱，没有骨气。我接下来要介绍的这种微生物——支原体也有这样的特点。这是一类类似于细菌的微生物，柔软，能蠕动，甚至没有细胞壁，因此大多数抗生素对其无效，因为大多数抗生素的作用原理就是抑制细胞壁合成。

生殖器支原体感染是一种性接触传播疾病，会导致性交疼痛、阴道不规则出血和分泌物异常。解脲支原体也是支原体家族中的一员，如果数量较少，则正常人可携带而不致病。如果女性阴道环境呈碱性，则涂片检查结果可能是支原体阳性。但是不必过分担忧，支原体不是阴道环境呈碱性或阴道发炎的始作俑者，它们只是浑水摸鱼的捣蛋分子，阴道乳酸杆菌缺乏才是它们繁殖的原因。如果没有症状，则无须治疗，只要通过补充乳酸杆菌让阴道环境恢复正常即可。

如果支原体（包括解脲支原体）检测结果为阳性，且伴随尿路感染或其他化脓性感染，那就是另一回事了，必须采取措施进行治疗。男性感染支原体会导致精子质量下降，且不像女性一样拥有乳酸杆菌这样的好帮手，因此一定要及时接受治疗。

最凶险的病原体——"霸天虎""异形"和"终结者"

接下来，我们来看看目前已知的最凶险的性病——梅毒、乙肝和艾滋病。虽然这些病在德国已经很少见，但它们依然破坏性十足，甚至具有致死性。

大家可能对这些病的名称很熟悉，但大多数人不太清楚这些病的最新研究进展。我希望改变这种局面，让你进一步了解这些罕见病，从而掌握其中最重要的知识。先从"霸天虎"梅毒螺旋体说起吧。

梅毒是由梅毒螺旋体引起的一种性病，长期以来一直被称为"法国病"或"波兰病"。梅毒虽然是一种很严重的性病，但如果发现及时，用青霉素就能治愈。棘手之处在于，梅毒的症状与各种疾病的症状相似，因此很难确诊。它就像《变形金刚》中的霸天虎，诡谲多变，在暗处玩弄毫无戒心的受害者。

梅毒会通过性接触传播。根据病程长短，我们将梅毒分为三期，两期之间时间间隔较长，患者通常很难意识到不同症状之间的关联。一期梅毒患者生殖器官上（或口腔、肛门、直肠等不明显的地方）会形成红色的无痛溃疡，溃疡表面有少量浆性分泌物。如果患者不在意这些小"火山口"，并奉行"怎么来怎么走"的信条，也不无道理：这些症状通常在 4 周后自行消失。如不治疗，大约 8 周后，患者将出现二期梅毒症状：发热、淋巴结肿大、皮疹泛发，这些症状将持续数周。与此同时，梅毒螺旋体还可能以其他形式作恶，使得患者脱发、长疣、全身瘙痒、关节痛，但症状都不太明显，从而让患者误以为自己得了流感，或者压力太大了，又或者过敏了。数周之后，症状又消失了。此后数年，如患者不及时接受治疗，梅毒螺旋体将慢慢侵害各个器官。三期梅毒（晚期梅毒）非常严重，患者可能并发脑膜炎、视力下降、肺炎、中风、动脉瘤、肾脏受累、听力障碍，甚至瘫痪和变痴呆。

如果孕妇患上梅毒，梅毒螺旋体会通过胎盘传染给胎儿，造成胎儿残疾甚至死亡。因此，女性怀孕后必做血液检查。一旦自我怀疑，就及时看医生！患者如果在感染初期及时用青霉素治疗，将免受更多伤害。

有人了解雷德利·斯科特（Ridley Scott）执导的电影《异形》的剧情吗？异形怪物利用诡计寄居在一名船员身上，巧妙地登上了宇宙飞船，几乎杀死了飞船上的所有人，甚至摧毁了宇宙飞船。对肝脏来说，肝炎病毒就是危险的异形怪物。从甲型到戊型，肝炎病毒一共有 5 种，但我们要重点防范的是乙肝病毒和丙肝病毒，因为它们能通过血液、肛交等传播。肝炎病毒以肝细胞作为繁殖地点，肝细胞死亡后，病毒被释放，然后摧毁更多细胞。其结果就是引发肝炎，肝这个重要器官长期受折磨，可能出现黄疸，最终甚至引发肝癌。

接种乙肝疫苗可以防止感染乙肝病毒。但即使因没有接种乙肝疫苗而感染了乙肝病毒，也可以通过及时治疗，避免发展成慢性病。目前还没有针对丙肝病毒的疫苗。如果在感染丙肝病毒后的前 6 个月发现并接受治疗，治愈的可能性最高。

大家还记得《终结者 2》中能模仿任何人和物体以及能不断变化外观的 T-1000 吗？人类免疫缺陷病毒（HIV）就是狡猾的"终结者"，找到宿主后不断进化，变化形态，利用并攻击免疫细胞，破坏免疫系统。HIV 携带者要经过数年甚至更长的时间才会发展为艾滋病患者，艾滋病危害极大，甚至具有致命性。

HIV 可以通过精液、尿道球腺液（预射精液）、阴道分泌液和血液传播。血液传播是 HIV 最喜欢的传播途径，人在使用被污染的注射器后就会被感染。此外，性接触传播也是普遍的传播途径。一般与 HIV 携带者亲吻是安全的，除非双方都牙龈出血。HIV 还会通过垂直传播（母婴传播）由上代传给下代。

20 世纪 80 年代初，艾滋病开始广为人知，引发了巨大的恐慌。艾滋病普及教育广泛开展，一方面是为了告诫人们不要进行无保护的性交，另一方面是希望人们在日常生活中不要歧视艾滋病患者。很多名人死于艾滋病，包括皇后乐队主唱弗雷迪·梅屈里（Freddie Mercury）、美国街头艺术家凯斯·哈林（Keith Haring）。我身边也有丧命于艾滋病或因艾滋病而痛失挚爱的朋友。恐惧感引发了人们对患者广泛的同情，有关艾滋病的电影、戏剧和相关慈善活动越来越多。科学界也一直顶着巨大的压力，试图寻找能治愈艾滋病的方法。人类虽然至今还没有消灭 HIV，但已经成功研发了一些能够阻止 HIV 在人体内繁殖的药物，以挽救艾滋病患者的生命。不过，年轻男同性恋者似乎因此而开始进行无保护的性交。在德国，有 3/4 的 HIV 携带者是男性。这不仅使得感染率再次升高，还为其他性病敞开了人类的大门。自 2001 年以来，德国梅毒、丙肝、淋病和其他性病的患病人数不断增加。感染风险最大的群体是男同性恋者，男双性恋者和经常更换性伴侣的人也经常将自己置于不必要的危险中。

一般而言，性病检测结果可信吗？如果性伴侣说自己做过检测且结果为阴性，你就可以放心吗？答案是否定的。首先，有很多病原体的检测男性不会做，比如 HPV（还记得吗？这是引发尖锐湿疣和宫颈癌的病原体）检测；其次，从感染病原体到用某种检测方法检测到该病原体中间有一段窗口期，比如 HIV 的窗口期一般为 6 周，在这段时间里，虽然有的人的 HIV 检测结果为阴性，但其实他已经被感染，并且会将 HIV 传染给他人。《阿甘正传》里有句名言：人生就像一盒巧克力，你永远不知道下一颗会是什么味道。如果性伴侣是双性恋者或者有不洁性接触史，那么你永远不知道下一次性交后等待你的会是什么。

小贴士

我接触到的 HIV 携带者感染的原因要么是自己不小心，要么是被性伴侣欺骗了。如果你心生疑虑，那么要做的检查可不止 HIV 检测这一项，下面的检查你都应该做：

- HIV 检测，
- 乙肝病毒和丙肝病毒检测，
- 有关 HSV、淋球菌、衣原体、支原体（包括解脲支原体）的生殖器涂片检查，
- 有关 HPV 的生殖器涂片检查，
- 如有疑虑，请做梅毒检测。

注意，大部分检查费用需要患者自己负担！但我不希望任何人在不该省钱的地方省钱。不做检查，钱包不会瘪，但可能让你陷入更糟糕的局面！我明白，任何年龄的女性（无论与伴侣是刚

确定关系，还是双方爱意正浓）与伴侣聊性爱安全的话题都是一件令人尴尬的事。但这关系到你阴道的长期健康、未来的性生活甚至全部生活，因此在冒险前必须提醒自己：无"套"不欢！如果对方是理智的，那他会理解并认可你的想法，且会自觉使用避孕套。但是，如果对方说出诸如"宝贝，别激动，我做过检测了"之类的蠢话，你必须坚持："没套，没门儿！"

第六章
你的身体是令人神往的圣地

　　我在和我丈夫讨论这一章的内容时告诉他，我写这本书的目的之一是让更多人了解女性生殖系统知识。不过，他持相反的意见，认为还是保持女性的神秘感为好。然而我还是认为，女性可以在深入了解自己的生殖器官的同时，仍然对它们保持敬畏之心。我希望女性不要再将自己的生殖器官视为神秘的领地，而是试着了解它们，甚至欣赏它们。试着想象一下，我们现在正乘坐着红色双层巴士环游城市，我是导游，站在司机旁，拿着话筒，边走边向你介绍城市风光。快上车吧！圣地之旅即将开启！

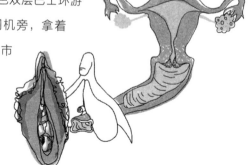

阴道

让我们从处女膜这一侧的大门进入，开始阴道之旅。阴道既是产道，又是负责招待阴茎的"东道主"，在正常状态下长 8~10 厘米。从侧面看，阴道折叠成了 X 形，在必要时可以伸缩，就像可折叠的购物篮或洗衣篮一样。此外，阴道内部有许多褶皱，就像手风琴一样，有需要时能伸缩自如。阴道柔韧性超强，这使得它能出色地完成各种各样的任务——既能夹紧卫生棉条，又能为阴茎腾出空间。若胎儿急需通过，它也能迅速扩张，让胎儿轻柔滑过。

阴道黏膜很特殊，富含糖原的上皮细胞会不断剥落，以滋养阴道中的友好细菌乳酸杆菌。我在前文已经介绍过，这种细菌不仅有助于保持女性阴道健康，还能让子宫和卵巢等免受有害微生物的侵害。

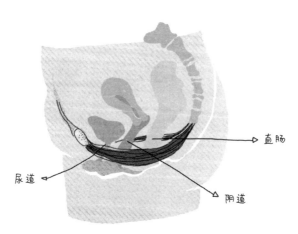

盆底肌：骨盆"居民"的"吊床"

女性性兴奋时，阴道充血，为后续展开做好准备；组织液从阴道壁渗入，使阴道湿润而光滑。此时，阴道长度增加至平时长度的 2 倍，也就是长达约 20 厘米！阴道的前 1/3 段被阴蒂脚夹住，且被因充血而肿大的海绵体所包围。阴蒂紧靠阴道口，与尿道共同构成了 G 点复合体。阴道被吊床般的盆底肌支撑着，和直肠、尿道、膀胱等是近邻。它们互不干扰，和平共处。

宫颈和宫颈癌的预防、筛查

在阴道的末端，宫颈像软木塞插入红酒瓶一样插入阴道，长 4~5 厘米。在阴道内可见的部分被称为"宫颈外口"，也就是软木塞插入瓶口的部分。此外，宫颈还有个小开口，被称为"子宫口"。子宫口是子宫通往阴道的开口，在女性经期或排卵时会打开。

宫颈可能笔直地插入阴道，也可能向前、向后、向左或向右弯曲，具体取决于子宫的位置。你的子宫向前、向后、向左或向右弯曲吗？

宫颈位置的不确定给妇科检查带来了困难，有时医生采集标本很难，得前后左右都试试才能找到宫颈外口。来找我就诊的美国病人经常在我做检查前就告诉我她们的宫颈在哪里，并同时引导我去采集标本。你可能觉得不可思议，但千真万确！病人如果对自己的身体非常了解，标本的采集就简单了很多，医生操作起来更快，不用找来找去。在美国看病很贵，医生很难约，所以美

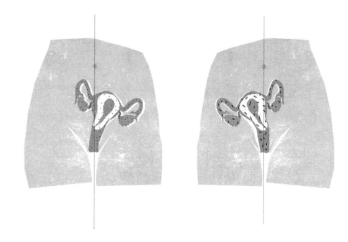

正常现象：子宫可能像比萨斜塔一样相对阴道倾斜

国女性对自己的生理结构了解得一清二楚，很清楚自己什么时候该去看医生，什么时候没必要去！

宫颈阴道端上皮和阴道上皮类似，子宫端与子宫内膜相连。

宫颈两种上皮的会合处被称为"宫颈移行带"，我们可以想象一下沙滩与大海的交界处，宫颈移行带就是那片被海水浸湿的沙子。对大多数人来说，宫颈移行带是个很陌生的词，但在这里很值得提一提，因为它有两大特点。

（1）它容易流血。这是一层薄薄的细胞层，在医生取标本时和性交后非常容易出现接触性出血。这种出血并不严重，因为出血量不太大，而且很快就会止住。但是，如果每次性交后床单上都一片红，可能让人烦躁。如果女性服用避孕药或怀孕了，体内的雌激素增加，宫颈移行带向阴道方向移动，那么经接触后出血量更大、出血更频繁。接触性出血可以通过化学蚀刻宫颈移行带来改善，这对妇科医生来说只是个很简单的操作。

（2）这里是宫颈癌的高发地。宫颈移行带是很多性病病原体，比如衣原体和 HPV 首选的攻击对象。高危型 HPV 将宫颈移行带当作繁殖基地，在那里生根，从而引发宫颈癌。因此，对妇科医生来说，在病人需要进行宫颈癌筛查和检测 HPV 时，采集的都是这里的细胞标本。如果宫颈移行带更多地偏向宫颈管，而非阴道部，那么医生采集标本时必须用宫颈刷尽量往里面伸，这可能导致病人不适，不过只是暂时性的。

宫颈癌几乎都是由高危型 HPV 引发的。我在前文详细介绍过这类病毒，大家还记得吗？ 90% 的 HPV 携带者能够自愈，10% 的携带者体内的病毒会躲过免疫系统的攻击。

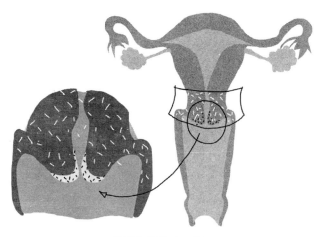

宫颈和宫颈移行带

宫颈和宫颈癌的预防、筛查

妇科医生会在显微镜下仔细检查采集的标本，然后根据希腊医生乔治·帕帕尼古劳（George Papanicolaou）在 1928 年发明的"巴氏染色法"给标本分级。

1. 正常

2. 发现异常细胞，但均为良性

3. 发现可疑恶性细胞

3D. 细胞形态轻度改变，或出现分化不良、退化的可疑恶性细胞

4. 细胞形态严重改变，发现高度可疑的未分化细胞，发生癌前病变

5. 发现癌细胞

让我们来看看这些结果都代表什么意思。

（1）**第 1 级和第 2 级**：只需一年内复查即可。

（2）**第 3 级和第 3D 级**：细胞轻度分化不良，可能自行好转，不过大多数医生此时会要求病人在 3~6 个月内再做一次巴氏涂片检查，看看是什么东西在捣蛋。（如果病人已经确认感染了 HPV，3 个月后做一次 p16/Ki-67 的免疫细胞化学双染检测，该项检测的结果会告诉医生 HPV 感染的状况，帮助医生做决

定。）如果 3 个月后的巴氏涂片检查结果还是第 3D 级呢？那就3 个月后再做一次巴氏涂片检查。目前我们还不需要放大招，但可以进一步做阴道镜检查。在阴道镜下，我们可以观察宫颈、宫颈外口和宫颈移行带，以确定病变情况。

（3）**第 4 级：**如果检查结果是第 4 级，那就必须做病理切片了，要么通过阴道镜取样进行活检，要么通过做宫颈环形电切术取样进行切片检查。阴道镜活检最大的优势是病人无须麻醉就能做，此外，进行活检还可能"唤醒"免疫系统，消除病变。但阴道镜活检也有缺点：如果病变位置在宫颈管深处，则很难取样。如果遇到这种情况，可以选择宫颈锥切。这是一种在麻醉状态下才能进行的活检术。其优点是能够获取更深位置的病变细胞，但还想生孩子的女性要谨慎选择，因为组织必须省着用。

（4）**第 5 级：**已经发现了癌细胞，必须马上去大型医院就医。

细胞变化的过程其实非常慢，简直可谓龟速。你可要知道，从轻度分化不良（第 3 级）发展为宫颈癌（第 5 级）的平均时间为 10 年！我们完全可以通过定期做宫颈癌筛查及早发现病变，提前进行干预性治疗，毕竟在癌变数年前医生就能在显微镜下看到苗头。不幸的是，根据医保公司的数据，德国每年有 30% 的女性没有进行相应的检查！这明明是一种可预防的疾病，真令人遗憾。

传统的巴氏涂片法自发明至今已有近 100 年的历史了，这种检查方法失误率高，且无法识别 50% 的未分化细胞，保险起见，临床上最好淘汰这种方法。在德国之外的许多国家，医生将一项名为"液基薄层细胞学检查"(TCT) 的检查纳入宫颈癌筛查项目。这项检查需自费，费用约为 60 欧元，但比做指甲和假睫毛的投入值得多。因此，德国在未来的数年内也会考虑将 TCT 纳入宫颈癌常规筛查项目。

子宫

让我们继续我们的旅行，通过宫颈去到子宫这座神圣的殿堂。子宫是主要由肌纤维组成的中空器官，形如灯泡，无论是向前、向后，还是向左、向右倾斜，都很自如。未生育女性的子宫长 7~8 厘米，宽 3~4 厘米。生育后，女性的子宫大概有自己的拳头那么大，有些甚至可能有男性的拳头那么大。女性怀孕期间，子宫不断拉伸，像一个皮球一样不断增大，孕妇会有一种跟痛经差不多的感觉。分娩时，为了把胎儿挤出去，子宫将极力收缩，从力学的角度来说，子宫所施加的力对分娩来说非常重要。

✳ **原来如此**

老一辈的人传言称，女性如果子宫后倾，那么怀孕的概率很小，甚至无法怀孕。胡说八道！这种谣言的来源可能是，许多子宫内膜异位症患者的子宫可能与后方（或者前方）的器官或身体部位，比如直肠或腹壁粘连。但是我们要知道，生育能力下降与子宫倾斜与否并无直接联系，真正的原因是子宫内膜异位，异位的子宫内膜会在整个腹腔中兴风作浪。
就像左撇子和耳朵能动的人一样，子宫后倾的人也是正常的，
大家无须大惊小怪。

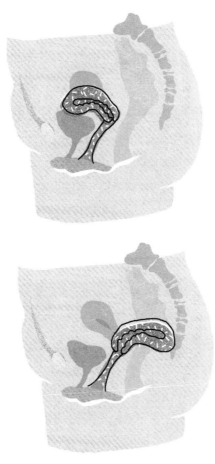

子宫前倾或后倾——根本不是事儿！

子宫

子宫内膜又名"子宫黏膜"，十分特殊。组成它的细胞根据性激素的指令行事。在月经周期初始阶段，子宫内膜细胞层十分平坦，而在月经周期的前半段，受到雌激素的影响，子宫内膜开始逐渐增厚。排卵前后，子宫内膜的结构十分完美，这是在为尊贵的"客人"——受精卵的到来做准备。

受精卵着床后，奇妙的事情发生了：子宫内膜开启妊娠模式，转变为蜕膜，以滋养和照顾胚胎，然后形成带有脐带的胎盘。

如果没有等到受精卵，那么在排卵后的 14 天左右，增厚的子宫内膜便瓦解、脱落，并伴随出血现象，月经来了。

小贴士

有些女性可能有纵隔子宫（指在宫腔中央有一块较厚的结缔组织，将子宫分隔为两个较小的宫腔）或者双子宫（表现为两个分离的子宫或宫颈，宫颈或分开、或相连）。这些患者自初潮时起就可能经期反应强烈，痛经严重。通常情况下，这并不会造成严重的影响，只是妊娠过程中可能出现异常，比如胎儿臀位或者宫缩乏力。

输卵管

继续沿着子宫向上走，左右两侧道路逐渐变宽，最宽处即输卵管壶腹，它们有意大利面那么粗，而且是空心的。输卵管是卵子和精子会合的地方，也是受精卵通往子宫的通道。受精卵本身没有活动能力，运输受精卵的任务就交给了输卵管上皮的纤毛和管壁的肌肉：一方面，纤毛将受精卵往子宫方向扫；另一方面，输卵管管壁的肌肉不断蠕动，像食管把食物往前送一样，推动受精卵前进。

如果女性患有输卵管炎或者子宫内膜异位症，那受精卵的运输机制可能失调。这个运转系统非常敏感，连抽根烟都会对它造成干扰！

输卵管长 10~15 厘米，外侧端是输卵管漏斗。形象点儿说，输卵管漏斗的任务就是在卵子从卵巢中排出后将它捡起来塞到输卵管里。

※ 原来如此

如果女性少了一个卵巢，但仍有两个输卵管，那么怀孕的概率并不会减半，而是不受任何影响。左右两个输卵管能抓住任何寻求中转的卵子，无论它出自哪侧的卵巢。右侧卵巢排出的卵子很可能被左侧的输卵管获取，这都不是问题！[19] 瞧，我们的器官和我们的个性多像啊，都以结果为导向！

卵巢

我们穿过输卵管后会发现，周围都是输卵管漏斗细长的突起，透过这些突起，我们将看到卵子的"母船"——卵巢。卵巢与输卵管统称为"子宫附件"。卵巢呈椭圆形，颜色可能从白到灰，有李子那么大，它不平坦的表面让人不禁联想到宇航员尼尔·阿姆斯特朗（Neil Armstrong）在月球上迈出的人类的那一大步。卵巢表面总是坑坑洼洼的，而这些都是女性过往排卵所留下的痕迹。卵巢是卵细胞的寄居地，自女性出生起，卵细胞就住在那里，等待排卵日的到来。从青春期开始，下丘脑定期指示垂体向卵巢发布指令，命令它排卵，分泌雌激素、孕激素和睾酮等性激素，推动月经周期循环往复。

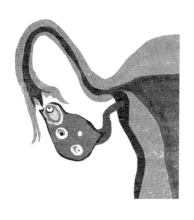 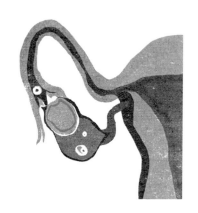

准备排卵　　　　　　　　　　　　排卵

通过超声影像我们会发现，卵巢上有很多大小不一的黑色小圆点或小圆球，这些都是处于不同成熟阶段的卵细胞。如果不服用避孕药或用其他激素避孕法避孕，女性每个月会排出一个卵子。当被选中的卵子发育成熟时，卵泡也发育成熟，成熟的卵泡最长达 3 厘米！此时，宫颈黏液变黏稠，稠到可以拉丝，宫颈打开一个小口，子宫内膜结构良好，而卵泡成熟代表马上就要排卵了。多棒啊！

※ **原来如此**

有一种一个月来一次的"囊肿"是正常的——生理性卵泡囊肿。一般情况下，月经来了它就会消失。

女性排卵后，在超声影像中可能看到皱皱巴巴的囊肿包膜和盆腔中的少许积液，这些积液通常积聚在子宫后方，因为这里是骨盆比较低的位置。积液积聚的这片区域被称为"直肠子宫陷凹"或"道格拉斯腔"。妇科医生都知道，生理性的盆腔积液不是疾病，不过对病人来说，"盆腔积液"这个词怎么听都像是不好的东西，有点儿可怕。大多数情况下，身体会自行吸收这些积液。理想状态下，卵巢排出的卵子由输卵管漏斗捕获并送到输卵管中，在那里等待精子。如果精子没有出现，受精时间又已被耗尽，那么卵子将被推进子宫，随着经血一起被排出体外。

我们的圣地之旅到这里就结束了！秉承自由上下车的原则，你可以继续坐在车上，跟着我们继续兜圈，仔细观察"圣地"上可能出现的一些东西。好奇吗？那就继续读下去吧！

卵巢

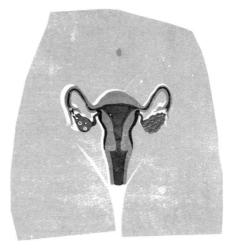

卵子从卵巢到子宫之路

子宫肌瘤、卵巢囊肿和子宫内膜息肉

除了已经介绍的那些器官，经超声检查我们还可能在小小的骨盆内发现很多陌生的东西，其中很多是无害的，因此无须立刻将它们处理掉。作为病人，如果超声检查结果显示自己下腹部的某个器官长了什么东西，那么第一反应肯定是心里打鼓，接着就会往不好的方向去猜测，特别是这些东西的名称听起来不怎么好时，比如息肉、囊肿、良性肿瘤。接下来，我将带你一起进入这个黑洞洞的世界，向你介绍这些女性骨盆内最常见的东西。

写到这里的时候，我想起来，妇科医生喜欢把自己的发现与食物进行比较，因此后文将出现很多超市里的食物！请不要感到奇怪，一起和我逛逛这个开在女性下腹部的"超市"吧！

　　我先从无害的子宫肌瘤说起。在前面的章节中，我已经对子宫肌瘤进行了简单的介绍，它们是从子宫肌细胞中增生的一种良性结节。为什么子宫肌细胞会发生变化，形成肌瘤？我们还不知道确切的原因。无论如何，这种结节可能单个出现，也可能成群出现。子宫肌瘤平均直径为 2~3 厘米，但也可能像奇亚籽一样特别小。有时，它们有李子那么大，某些病例的子宫肌瘤有葡萄柚甚至南瓜那么大。

　　子宫肌瘤可能长成各种形状，比如像一串番茄或者一簇蘑菇。子宫肌瘤可能出现在子宫的各个部位。它们偏爱长在子宫壁

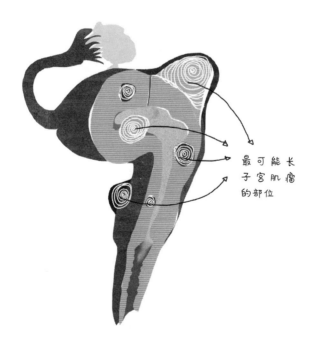

子宫肌瘤、卵巢囊肿和子宫内膜息肉

里，就像嵌在辫子面包里的葡萄干一样；或者长在子宫顶部（宫底），就像顶小帽子一样；还可能像钟乳石一样挂在子宫腔里。更有甚者，它们可能长在子宫旁的组织上，看上去好像和子宫毫无关联。子宫肌瘤的发病率非常高。根据统计，30 岁以上的女性中有一半会长子宫肌瘤。如果你是非洲女性，那么长子宫肌瘤的概率将升至 70%。有色人种比白色人种更容易长子宫肌瘤，而且可能 20 多岁的时候就开始长。[20]

子宫肌瘤几乎不会癌变。大部分子宫肌瘤单独出现，早期不会引发任何不适症状，所以人们几乎不会注意到它，除非做 B 超检查，或是它引发了一些或轻或重的症状。子宫肌瘤可能导致月经过多、不规则出血或者痛经，还可能挤压膀胱或直肠，导致出现其他问题。有的时候，子宫肌瘤会长到子宫腔中，导致患者不孕。严重时，患者子宫中可能长满肌瘤，这样的子宫被称为"土豆袋子子宫"。这样的女性一般会出现月经淋漓不尽或者月经过多的症状。更有甚者，子宫肌瘤有大南瓜那么大，患者甚至连裤子都穿不上。

在大多数情况下，子宫肌瘤不会惹是生非，且生长得非常缓慢。雌激素是它们的成长助推剂，因此在怀孕期间（特别是前 3 个月）[21]，子宫肌瘤会迅速变大，有这方面隐患的孕妇需要密切关注。大部分女性会在伴随子宫肌瘤的情况下平安无事地度过整个孕期。个别情况下，迅速变大的子宫肌瘤可能让患者疼痛难忍。避孕药中含有雌激素，因此服用避孕药可能导致子宫肌瘤变大；肥胖也是导致子宫肌瘤变大的一个因素：脂肪细胞会产生大量雌激素，从而滋养子宫肌瘤。

子宫肌瘤会自行消失，就是患者需要等。绝经后，女性体内雌激素减少，子宫肌瘤就会因缺少"养分"而萎缩，但萎缩得非常非常慢。那些年龄很大的女性，不少经超声检查发现了钙化了的子宫肌瘤，不过它们已经不会带来任何麻烦了。

✳ 原来如此

子宫肌瘤是良性肿瘤，我们不需要做手术将其切除，也没必要每次做妇科检查时都检查它们！直径 2~3 厘米的子宫肌瘤几乎不会对患者造成任何影响，大多只是平静地待在子宫中。那个只是因为长了子宫肌瘤就要把患者整个子宫都切除的时代已经一去不复返了！以前，如果女性患者的年龄超过 45 岁，在切除子宫时，卵巢也会被一起切掉，因为患者"不再需要这些东西"。这样的手术会直接把女性送入更年期。今天的人们可能觉得这种做法令人难以置信。幸运的是，这种手术如今已经很少做了，只有患者痛经严重或月经过多、已经超过 30 岁、不想再要孩子且其他治疗手段都不管用时，医生才会考虑实施全子宫切除术。

如果子宫肌瘤真的造成了问题，比如让人无法怀孕，该怎么办呢？可以根据子宫肌瘤的位置和大小选择是做手术，还是用药物进行治疗。子宫动脉栓塞术是一种用于治疗子宫肌瘤的介入手术，通过人为堵塞为子宫肌瘤供血的血管、抽干里面的液体使瘤体变小。一些新型药物可以用于减轻子宫肌瘤带来的出血症状，但只能治疗有限大小和数量的肌瘤。请向妇科医生咨询适合自己的治疗方式。

有一种恶性肿瘤在超声影像中和子宫肌瘤很像，叫"子宫平滑肌肉瘤"。子宫平滑肌肉瘤生长速度非常快，很快就会暴露自己的邪恶本性，所以医生很容易辨别。因此，我在临床中敢于果断诊断子宫肌瘤。长了子宫肌瘤真的没什么可担心的，它们中的大多数只是不声不响地陪你走完一生。

> **小贴士**
>
> 子宫中可能出现子宫肌瘤和 / 或子宫内膜息肉，但不会出现囊肿！卵巢中倒是会出现囊肿！

妇科超声影像中常见的另一种东西是卵巢囊肿。卵巢囊肿最初是充满液体的囊泡，就像小水球。人们虽然很少能察觉到囊肿的存在，却能在超声影像中认出它们，因为其中的液体在超声影像中呈黑色。如果骨盆内的器官长了囊肿，那么切还是不切？要立即做手术还是再等等？需要去医院还是不需要去？

具体都要视情况而定！接下来，我就来介绍 4 种最常见的囊肿，以及处理它们的最佳方式：

- 卵泡囊肿，
- 出血性卵巢囊肿，
- 卵巢皮样囊肿，

- 子宫内膜异位囊肿。

我如果在病人的超声影像中发现了囊肿，在下诊断之前，我会问病人或自己以下问题：

- 你几岁了？
- 你上次来月经是什么时候？最近要来月经了吗？你有可能怀孕了吗？
- 你有疼痛感吗？痛感是否强烈？
- 囊肿是否长于 5 厘米？
- 道格拉斯腔里有积液吗？如果有，积液的量是多还是少？
- 囊肿是否有内部结构？内部看起来是否均匀？能否看到不同程度的灰色阴影？

我们知道，女性每个月都会经历 1 个月经周期，每次都会排出 1 个卵子，而卵子正是由囊状卵泡破裂排出的。卵泡直径在 1.5~3 厘米之间，破裂后卵子就从卵巢呈自由落体状掉入盆腔。如果女性精神压力过大，身体可能不排卵，卵子自行退化，卵泡则可能继续变大，形成卵泡囊肿，造成疼痛，但症状大多只是经期延长或延后，就像电脑死机了一样。

不过，即便女性没有承受任何精神压力，也有可能出现持续性卵泡囊肿。如果卵泡囊肿不痛不痒、直径小于 5 厘米、没有内部结构、看起来像小水球，且腹腔中没有大量积液，那么只要在下次月经结束后做一次超声检查，看看囊肿是否自行消失了即可。如果有痛感，可以服用镇痛药。当出现持续性卵泡囊肿破裂时，可能引发腹痛和腹胀等症状，几天后症状会自行消失。小囊肿自行破裂一般不会造成什么问题，也不用进行特殊处理。破裂后的卵泡液进入腹腔，逐渐被身体吸收。如果在囊肿破裂的同时伴随卵巢中血管破裂，则会出现很罕见的紧急情况：血液会渗入腹部，造成急腹痛，必须马上做手术。

❋ 原来如此

多囊卵巢综合征与卵泡囊肿关系不大，主要与卵巢动力不足有关！这一点我已经在第三章详细介绍过了。

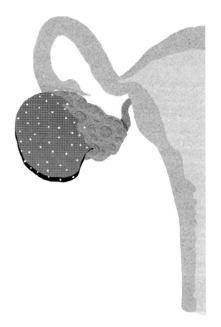

普通的卵巢囊肿：不请自来，自行离去

如果患者疼痛难忍，或者囊肿直径大于 5 厘米，那么必须接受手术：大囊肿会抢占卵巢中的位置，医学界普遍认为这些囊肿会消耗卵巢。医生会尽量保卵巢，但实在没有办法时也只能整体切除卵巢。就算只剩一个卵巢和两个输卵管，女性还是能怀孕，当然如果能避免整体切除卵巢，还是应尽量避免。

卵巢囊肿能长到苹果那么大。如果腹腔内的大囊肿挂在自己的"茎"上扭动，发生卵巢蒂扭转，将造成剧痛，必须马上做手术。因此，为避免出现紧急情况，最好还是把大囊肿切除掉！

如果囊肿在超声影像中呈现多个液腔结构，那医生可能有点儿不安，特别是囊肿在几周后还不消失时。如果腹腔积液很多，那就更让人不安了：这可能是恶性囊肿的征兆，应该尽快确诊。

卵巢皮样囊肿经常被忽略。还记得我说过卵巢囊肿中的液体在超声影像中总是呈黑色吗？其实卵巢中还有一些呈灰白色的囊肿，就像变色龙一样隐藏在周遭环境中，这就是卵巢皮样囊肿。它们由卵巢中异常增生的多功能干细胞衍生而来，这些干细胞具有强大的分化潜能。因此，卵巢皮样囊肿中可能含有发育完全的毛发、牙齿、骨头甚至腺体，并且含有大量脂肪。

1%~2% 的卵巢皮样囊肿患者体内的囊肿会自行退化[22]，当然了，这些囊肿即使不退化，也不会造成不适。但它们可能破裂，其中的内容物会进入腹腔，从而引起慢性症状，如炎症和粘连。卵巢皮样囊肿大多不会自行消失，因此做手术是必要的。它们通常会占据整个卵巢，患者可能要将卵巢整体切除。此外，长有皮样囊肿的卵巢会增厚，并绕着自身的轴扭转，导致囊肿坏

子宫肌瘤、卵巢囊肿和子宫内膜息肉

死，若患者腹部剧痛，必须马上接受手术。

卵巢皮样囊肿中的内容物如果是由多种东西混合而成的，即在超声影像中一部分呈黑色，一部分呈灰色，那么可能造成流血。流血一般突然发生，并不严重，囊肿会在月经结束后自行消失。如果囊肿在月经结束后还在，那可能就是所谓的"卵巢巧克力囊肿"（我们确实像在逛超市）。这是一种含有血块的囊肿，通常医生在术中清排囊肿内液体时会发现，这些液体看起来像夏天遗忘在汽车后座的融化了的巧克力。卵巢巧克力囊肿大多是子宫内膜异位造成的。

接下来，我来介绍有关子宫内膜异位症的重要知识。5%~15%的育龄女性患有子宫内膜异位症。子宫内膜异位症虽不是恶性疾病，但是很恶毒。它通常发生于青春期，但也可能出现在晚些时候，甚至是更年期。子宫内膜可能因为不明原因生长到子宫壁内膜层之外的地方，比如子宫壁肌层、子宫上部、膀胱、肠道和输卵管中。在极少数情况下，人类的想象力都不够用了，子宫内膜甚至可能长到肚脐、肺部和大脑中。神话中，圣洁的女性会泣血，她们可能是得了子宫内膜异位症——子宫内膜长到泪管中了！

子宫内膜异位症最大的问题在于，长错位的内膜有点儿缺心眼，以为自己还在家（子宫壁内膜层）里，依旧听命于激素。如果激素命令它"放血！"，哪怕长在错误的位置，子宫内膜也会脱落从而引发出血，就像移民了的德国人还是要庆祝啤酒节一样。腹腔或输卵管中的血液会引起慢性炎症，伴随器官粘连，从而引发疼痛或输卵管破裂。误长在肠道中的子宫内膜会导致大便出血，引发肠粘连。无论是肚脐、阴道、外阴，还是其他地方误长了子宫内膜，都会让人痛苦不堪。这真是一种令人讨厌的疾病。

如果卵巢内长了子宫内膜，就会形成卵巢巧克力囊肿，这通常是子宫内膜异位症在超声影像中唯一可见的证据！这意味着，就算患者患有子宫内膜异位症，但大多数器官在超声影像中没有

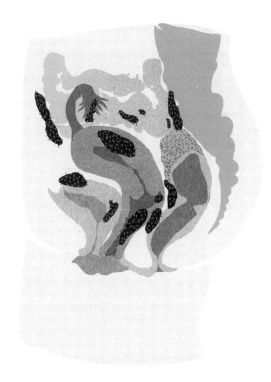

子宫内膜异位症：子宫内膜不挑剔，可能长在任何地方！

子宫肌瘤、卵巢囊肿和子宫内膜息肉

任何异常的地方。根据子宫内膜异位发生的位置及其严重程度，症状可能五花八门。因此，子宫内膜异位症的诊断可能需要花费数年时间。如果超声检查结果显示卵巢里没长巧克力囊肿，那么严重的痛经可能是子宫内膜异位症的初诊证据。如果非经期反复出现腹痛、月经量大、不规则出血、性交疼痛，那么可能是子宫内膜异位导致的。30% 的患者会出现无法解释的疲劳感。除了衣原体，子宫内膜异位造成的卵巢巧克力囊肿是女性生育能力的头号杀手，影响了 50% 的想要孩子的患者的输卵管功能。

如果你有上述症状，请及时做腹腔镜检查！经腹腔镜发现病灶或对可见病灶进行活检是子宫内膜异位症确诊的依据，毕竟早发现才能早治疗。做手术可以清除分散在腹腔中的可见病灶。而处理在输卵管、肠道或子宫中的病灶时，通常只能通过用避孕药或促性腺激素释放激素类似物来完全阻断下丘脑 – 垂体 – 卵巢轴的方法，减少激素分泌。这种治疗方法可不能轻易采取，因为患者体内的激素水平会下降到绝经后的水平。很长时间以来，人们一直在寻找治疗子宫内膜异位症手术之外的可行办法。幸运的是，在停掉避孕药或促性腺激素释放激素类似物后很快怀孕的患者，怀孕后子宫内膜异位症的症状减轻了很多。

子宫内膜息肉也是妇科超声影像中常见的东西。子宫内膜息肉发于子宫内膜，有时很烦人。它们大多是良性的，但可能导致不规则出血和月经过多。即使没有任何症状，也应该将息肉切除：早期子宫恶性肿瘤也好发于子宫内膜，在超声影像中看起来和子宫内膜息肉非常像，因此任何看起来可疑的息肉都应该被切除。即使是良性的息肉，也可能恶变成恶性肿瘤。所以，滚蛋吧，息肉君！

✳ 原来如此

并不像很多网民或媒体说的那样，经阴道超声检查在癌症筛查项目中"毫无意义"。子宫或卵巢中的不良变化会静静发生并发展，有相当一部分患者不表现出任何症状。因此越早发现越好！有经验的妇科医生能够正确评估偶然发现的子宫肌瘤、子宫内膜息肉或卵巢囊肿，知道患者是该及时接受治疗，还是等等再说。因此，那些担心自己会被过度医疗的人完全是在杞人忧天。幸运的是，很多保险公司对此持相同的态度，愿意为这样的检查承保。

早孕——来吧，我的小宝贝

我们在看到子宫中米粒大小、甚至已有心跳的"小熊糖"时，肯定十分欣喜。有时我们也会为在超声影像中看到意料之外的"小熊糖"而感到惊讶，不过，在震惊之余更多的仍是喜悦。

怀孕这个主题实在是太大了，亲爱的读者，如果你想了解更详细的信息，应该阅读专业的孕产书籍，在这里，我们只讨论与早孕相关的话题。

早孕是指妊娠开始到妊娠第 12 周的阶段，也就是怀孕的前 3 个月。在这段时间里，胎儿的器官和身体逐渐发育。让我们从头开始说起吧。

当卵子和精子在输卵管相遇时，见证奇迹的时刻到了：两者的 DNA 融合，形成受精卵，细胞开始分裂。接着，在输卵管的帮助下，受精卵进入子宫；受精 5~6 天后，在子宫着床。之后，胚胎与母体连接，并通过子宫内膜汲取营养物质，此时胎盘开始形成，脐带也开始发育。胚胎组织开始产生人绒毛膜促性腺激素（β-hCG），这点我后面再说。等你发现自己停经时，验孕结果就已经是阳性了。你肯定想尽快做超声检查，这种心情我可以理解，但这个时候其实还看不到什么：直到停经 4.5 周后你才能在子宫中看到一个小点，这是"飞船"着陆的痕迹。耐心点儿，继续等待 14 天，你才能经超声检查听到胎心、看到胎芽。

✳ 原来如此

从医学角度看，一个完整的怀孕周期是 40 周，即大约 10 个月，而不是 9 个月！为什么会这样呢？我们将末次月经的第一天视为怀孕的第一天，以此为基础开始算怀孕天数和周数。事实上，前 14 天还没怀孕，第 1~5 天月经还没"走"呢。我们都知道，只有在排卵后才能怀孕，排卵发生在月经第一天前后 2 周内。之后，受精卵还需要 5~6 天才能着床。更准确地说，怀孕的周期为 9.3 个月加减 14 天，当然具体还得由分娩（子宫隆重开幕，将胎儿送往产道）时间确定。

怀孕第6周，胚胎看起来还是只有米粒那么大，之后会迅速变大。孕妇身体持续不断地分泌更多怀孕所需的激素，这可能以恶心和呕吐的形式反映出来。有些女性的妊娠反应极其严重，比如英国凯特（Kate）王妃，她每次怀孕都像过鬼门关一样。此外，孕妇在怀孕初期会感到非常疲惫，仔细想想，就能明白为什么会这样：身体正全速运转，制造在未来几个月里为胎儿提供一切生存所需的强大胎盘。这需要耗费极大的能量。怀孕第6周，胚胎长4~5毫米，2周后大小会增加2倍！到了第8~9周，胚胎长15毫米，看起来就像一颗小熊糖。子宫被抻大，因此孕妇此时小腹有一点儿疼痛是很正常的，这是怀孕的必经之路。

> **小贴士**
>
> 不同孕周的胚胎的长度不同，医生根据超声影像中胚胎的长度推断出孕周，并由此推断出预产期。不过，所谓的预产期可能有点儿误导性，它不像和理发师预约的理发日或者法院开庭日那么精确，这个日子只具有参考价值，在预产期前后2周内，孕妇都有可能分娩。所以预产期并不精确！

4周后，也就是怀孕第12周，胚胎头臀长5厘米，也就是50毫米，看起来像个马卡龙，且已经显示出人类的雏形了，各个器官和完整的解剖结构已经初步形成。从怀孕第13周开始，早孕结束，紧接着进入怀孕的下半场，直到小家伙呱呱坠地。

不过，这只是理想状态！

并不一定都这样。

如果有点儿不对劲……

验孕结果为阳性，应用程序"怀孕指南"也下载好了，欢天喜地、满怀期待地去找妇科医生做第一次检查……此时，如果事情发生了出乎意料的转折，该怎么办呢？这不一定是坏事。不过，什么才是真正的坏消息呢？让我们一起来看看以下几种情况。

虽然验孕结果是阳性，但超声影像里什么都没有，那可能有以下 3 种可能。

（1）排卵时间比预计的晚

这种情况相对常见。排卵不是在上次月经结束后的第 14 天按计划发生的，可能是在第 20 天，因此现在超声影像里什么都没有。要想解除警报，你需要耐心一点儿，确认一下自己血液中人绒毛膜促性腺激素（β-hCG）的水平。如果你健康、正常地怀孕了，β-hCG 水平必须每两天翻一番，这是铁律。如果不是这样，那说明有问题，有可能是宫外孕或胚胎停育了。

（2）怀孕终止

如果胚胎有不对劲的地方，那造物主很快就会发现，终止这一程序。如果在怀孕早期发生，人们称之为"早期流产"。（这通常发生在怀孕的前 6 周，也就是胎心出现之前。）谁遇到这种事都会感到悲痛、沮丧，但从造物主的角度来看，他并没有什么恶意，至于为什么会发生这样的事情，我稍后再谈。无论如何，在确定早期流产后，医生要有同理心，并向患者解释下一步要做什么。大多数时候，我会建议患者刮宫，将子宫中的妊娠产物全部清除。这需要在麻醉状态下由专业医生操作。在个别情况下，若发生早期流产，可以等身体自行将妊娠产物排出，无须进行手术。这是否可行，由医生和患者共同决定。

（3）输卵管妊娠

超声检查结果不明确时，必须排除输卵管妊娠这种罕见但非常危险的情况。如果受精卵在输卵管着床并在那里继续发育，就会发生输卵管妊娠（宫外孕最常见的情况）。但胚胎是不该在那里发育的，如若继续，输卵管将破裂，腹腔将大量出血，甚至可能危及生命。输卵管妊娠可以经超声检查发现，但不一定！因此，如果出现单侧腹痛，且超声检查结果显示宫腔内空空如也，那么必须尽快排除宫外孕！时间紧迫，如果怀疑是宫外孕，赶紧去医院！

怀孕初期出血

怀孕初期出血会吓坏准妈妈，这完全可以理解，任何人都很难做到在看到内裤上的血迹时保持冷静。从石器时代开始，红色就是一种警戒色了。怀孕初期出血是一种常见现象，并不一定是出了什么问题。

受精卵着床，即在子宫内膜内汲取营养、寻求与母体的连接时就可能出血。着床出血一般发生在受精后第 7~10 天，有时会被误认为来月经了。随着子宫不断变大，毛细血管可能破裂，几滴血有时候就让人感觉很多。有时，孕妇还可能出现宫颈柱状上皮异位。宫颈移行带很敏感，很容易发生接触性出血。女性怀孕后，身体受激素变化的影响，原有的宫颈柱状上皮向外侧移行发展，此时容易发生宫颈柱状上皮异位的情况。

孕晚期，还可能出现胎盘边缘出血，即"边缘性胎盘血窦"。这可能持续相对较长的一段时间，因为无计可施，人们在此时也只能干着急。放轻松，请假在家休息，是的，你能做的也就只有这么多了。

孕期出血或出血量变大时，必须去看医生，排除早期流产的可能性。

早期流产

早期流产确实是一件令人糟心的事情。有时，女性阴道出血后才发现自己流产了。就算没有任何征兆，也可能发生胎死腹中的情况：原本只是找妇科医生做例行检查，结果在毫无准备的情况下被告知宫腔中有胎心停止的胚胎。那一刻，无论是谁都会崩溃，极度悲伤，然后开始自责：我究竟做错了什么？是上次吃了非全熟的牛排吗？还是因为工作压力太大？我自己也有过类似的经历。不过，怀孕前 3 个月的流产几乎都是因为胚胎本身不健康。我再说一遍，根本不是因为你做了或没做什么。不正常的胚胎大多会被淘汰掉。[23] 一方面，就算你天天吃有机蔬菜，尽量保持身心愉悦，还是无法避免这种情况发生。另一方面，健康的胚胎其实是很顽强的，就算你以前是个烟鬼，在发现怀孕之前喝了很多能量饮料，天天吃麦当劳和土耳其烤肉，怀孕前几周一直呕吐，也不耽误他茁壮成长。

　　胚胎停育大多发生在怀孕初期，随着时间的推移，发生这种情况的可能性将逐渐减小。成功受精的受精卵约有 30% 的概率无法到达子宫，即使到达子宫了，也约有 30% 的概率无法成功着床，一旦着床失败，月经将如期而至，顶多推迟一两天。人们将其比喻为早孕的"黑匣子"，很多女性甚至没有意识到新生命曾在自己体内孕育过。[24] 如果胚胎成功着床，怀孕第 6 周将出现胎心，此后胚胎健康发育的概率达到 70%。到了怀孕第 10 周，概率增至 90%，前 1/3 就算平安度过了。总体而言，自然流产率随着孕妇年龄的增长而升高。孕妇如果只有 20 多岁，流产率为 10%，而如果超过 40 岁，那么流产率将上升至 50%。[25] 如果胚胎停止发育，那必须将其清除。否则死胎会造成大出血；或者在子宫内留下残留物，造成发炎；在少数情况下，甚至会发生恶变。刮宫术时长短，受术者术后不痛，很快就能康复。

　　如果这已经不是你第一次流产，那么最好在做手术前要求将妊娠组织送去进行基因检测，而不是去做普通的病理检查（因为这种检查永远无法告诉你流产的原因！）。进行基因检测，你可以发现自己或伴侣的基因可能存在的缺陷，还能知道胚胎是否存在染色体缺陷。如果怀孕前没有检查甲状腺功能，也有必要做一下相关检查，还要做凝血功能检查，因为这些功能出现障碍也会导致反复流产。

虽然在怀孕前 12 周流产的情况很常见，但真的发生了还是让人感到难过。无论是谁，摊上这件事的第一反应可能都是感觉晴天霹雳，但其实这不完全是坏事：造物主希望你能拥有一个健康的宝贝，而不是一个生病的孩子。刮宫的话很快就能解决问题。行刮宫术约 6 周后，你会正常来月经，身体就此按下重启按钮，一切恢复如常，可以重新尝试怀孕。即使你担心自己的希望可能再次落空，也要鼓足勇气——而今迈步从头越！

如果不孕怎么办？

世界有时候真是不公平：身边的人都怀孕了，只有你没有。月复一月，你希望"大姨妈"不要出现，但它还是每 4 周准时"敲响你的房门"。备孕多长时间没怀上该担忧，甚至要寻求医生的帮助呢？

你要知道，尽管你月经周期正常，定期过性生活，且提前通过排卵检测仪（药店有售）确定了排卵期，但还是没有怀孕，这很正常。你应该给身体 12 个月的时间，那个时候还没有怀孕再担心也不迟，除非你属于以下两种情况中的一种：30 岁以内的女性备孕 8 个月还没怀孕，那可能是哪儿出了问题；40 岁左右的女性如果备孕不成功，且确定自己想要孩子，那就不要浪费这 12 个月的时间了，早点去医院吧，看看是否需要进行人工授精。

不孕不育的原因男女有别。男性不育的问题通常出在精子质量上，比如精子的"游泳"能力差，甚至压根不会"游泳"。这一点可以通过去泌尿外科做简单的检测来确定。女性不孕的原因则可能是无排卵、卵子质量差或输卵管阻塞。这一"肇事者"（不是我的说法，是一家保险公司在评判昂贵的生育治疗费用应该由谁承担时用的词）的情况具体如下：30%的可能是男方有问题，30%的可能是女方有问题，30%的可能是两者都有问题，还有10%的可能是原因不明——男女双方都非常健康，但女方就是无法怀孕。

根据我的临床经验，女性无法怀孕的最大的问题是焦虑得太早。女性慌慌张张地上网搜索信息、不断地检测、时时观察，就是没有给身体足够的空间和时间去"施展拳脚"。让身体承受这种潜在的持续性压力有害无益。我坚信，怀孕的概率与焦虑地上网胡乱搜索的次数成反比。越焦虑，等待时间越长；越少上网搜索信息，怀孕的概率反而越大。我们常常发现，有些完全不考虑避孕、精心规划生育时间的女性比其他女性更难怀孕，而很多顺其自然的女性轻而易举就当了妈妈。因此可以得出结论，与垃圾食品相比，心理压力才是怀孕最大的阻碍。

人一旦进入心灵魔域，就很难再走出来。你可能觉得现在的时间正合适，一定要在这个时候怀上。但是，怀孕不是你能一手规划或控制的事情。它应该是自然发生的，需要顺其自然。因此，放轻松，不要想排卵时间或其他会给你带来压力的事情。12个月后，我们再一起商量，但在那之前，放下杂念，听听美妙的音乐——管身体处于月经周期的哪个阶段呢。

第七章
女性性激素的"好莱坞"

正常的生理周期——和"霹雳娇娃"同行

女性性激素王国的"好莱坞星光大道"上镶嵌了 3 颗代表 3 位"女士"的星星,以表彰她们为女性的性、情感和身体健康所做出的贡献。她们无时无刻不在影响着女性的感受、思考方式和决策方式。如果女性看起来很性感、多愁善感或者感到愤怒时无法控制情绪,都是她们在背后施展"魔术手"。每一位女性都经历过"阳光无限好"、想要拥抱整个世界的日子,也经历过"我这是怎么了"等陷入自我怀疑、心情阴郁的日子。

要想理解女性的心理和情绪起伏,以及女性在特定阶段的特定愿望和需求,就要好好认识一下我接下来即将介绍的这 3 位"女士"——雌激素、孕激素和睾酮。清楚了她们的行事方式,很多问题就迎刃而解了。女性性激素太复杂了?其实没那么复杂!跟我来吧。

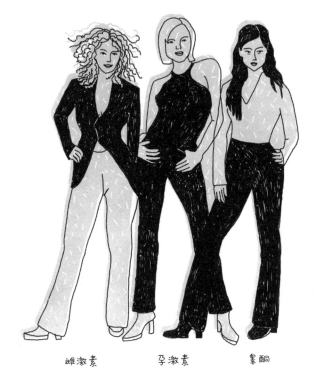

雌激素　　　　　孕激素　　　　睾酮

　　雌激素、孕激素和睾酮是女性体内的三大性激素，它们一起出现，轮流当主角。当它们保持平衡时，一切都和谐美满，运转良好，女性会觉得很舒适。但是，如果它们开始波动（这种情况经常发生），则会影响到女性生活的方方面面。性激素是女性的好朋友，它们的浓度只有维持在一个适当的水平，女性才感觉良好，才能很好地应对生活中的各种挑战。当它们浓度不稳定时，女性会感觉不舒服。有时，当女性非常需要它们，而它们刚好不在场时，女性会感觉非常难过。为了更形象地介绍它们，我会像在第三章里一样，借助于好莱坞电影《霹雳娇娃》中的人物来加

第七章　女性性激素的"好莱坞"

深大家对它们的理解。在电影中，3 位娇娃发挥自己的幽默和聪明才智与犯罪分子斗争。她们从神秘人查理那里接受指令，除了中间人约翰·博斯利，没有人见过查理。

我们已经在第三章了解到，查理就好比下丘脑，是大脑中以特定的节奏刺激垂体的部位。在女性体内，博斯利好比垂体，负责向血液中释放黄体生成素（LH）和卵泡刺激素（FSH），让靶器官——卵巢产生雌激素、孕激素和睾酮。

因压力而缺席的月经

下丘脑以一定的节奏向垂体发出指令："把卵泡刺激素倒入血液……把黄体生成素拿出去……"在排卵期来临之前，下丘脑每 1 个小时给垂体"打 1 次电话"，排卵后则改为每 2~4 个小时打 1 次。过度奔跑、饥饿或精神紧张等引起的高强度生理或心理压力可能打乱下丘脑发布指令的频次，甚至使它完全停止发号施令！这会影响女性的月经，导致女性闭经或月经不调。

雌激素是塑造女性女人味、女儿心和女儿身的物质。以《霹雳娇娃》系列电影中的角色做类比的话，它好比最有女人味、出场最频繁的迪兰。迪兰极度不理性，只沉迷于恋爱，甚至完全不计后果。

为维持典型的女性特征，雌激素负责储存脂肪和保存组织中的水分，使女性皮肤更嫩滑、红润。它也负责促进皮肤内胶原蛋白的生成，使皮肤紧致、无皱纹。它还有助于子宫内膜增生，通过作用于乳房、阴唇和臀部等推动女性第二性征发育。此外，雌激素还有很多特殊的功能，包括保持阴道湿润和有弹性，帮助乳酸杆菌在阴道"安家"，保持骨骼强健，预防心血管疾病，等等。[26] 人们还相信，雌激素有助于保护大脑，防止女性患阿尔茨海默病和其他与大脑有关的疾病。[27]

女性的一切活动几乎都离不开雌激素：从调情到盖房子，它无所不能。在它的影响下，女性变得性感，从而吸引异性。它也是让女性变得任劳任怨的激素，正是因为有它，女性才希望确保丈夫和婆婆感到舒适、孩子们穿好衣服并得到照顾，以及冬天每个人都戴好围巾和帽子。雌激素还使得女性愿意把自己的需求置于他人需求之后。雌激素往性欲之火上浇油，激发女性对性和生育的渴望。在性唤醒阶段，女性体内的雌二醇分泌增加，将爱之火熊熊点燃。此外，雌激素还是发送所有诉衷肠的长消息的推动力，是无数情歌的启发者。雌激素是饱含炙热情感的激素，专门负责爱恨纠葛。

✳ 原来如此

内源性雌激素其实主要是 3 种激素，即雌二醇、雌酮和雌三醇的总称。它们都是雌激素家族的成员，具有不同的作用，其中雌二醇是最具生物活性的雌激素。就像我们统称红富士、黄元帅、国光为"苹果"一样，简单起见，我们将这3 种激素统称为"雌激素"。

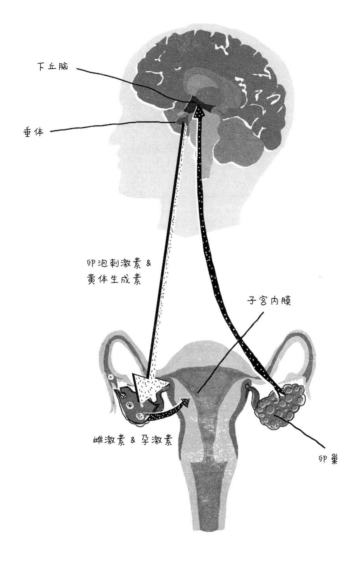

下丘脑

垂体

卵泡刺激素 &
黄体生成素

子宫内膜

雌激素 & 孕激素

卵巢

正常的生理周期——和"霹雳娇娃"同行

在垂体激素卵泡刺激素的影响下，月经周期的前半期，女性体内的雌激素水平增加。顾名思义，卵泡刺激素就是推动卵巢中的卵泡（卵细胞就在卵泡中）发育成熟、促进雌激素分泌的激素。血液中的激素会互相"对话"，也会和器官"对话"。雌激素和孕激素会给下丘脑和垂体反馈，向它们发出信号，如在卵泡刺激素和黄体生成素够用的时候告诉它们不要再继续生产了。我们可以把这个过程想象成空调系统，一旦室温达到设定温度，空调就立即停止制冷或制热。

雌激素会发挥负反馈作用，阻止垂体释放更多的卵泡刺激素，从而达到调节自身产量的目的。此外，雌激素发挥负反馈作用时还会抑制另一种垂体激素——黄体生成素的产生。不过，当雌激素降到一定的水平时，一直被抑制的黄体生成素会突然开始一路走高，好像打开了开关一样。血液中黄体生成素水平像火箭一样冲上高空形成的一个高峰被称为"黄体生成素峰"，这预示着排卵即将发生。此时，女性体温将升高 0.5℃。

就像高空跳伞运动员费利克斯·鲍姆加特纳（Felix Baumgartner）从飞机上跳下去一样，卵子从卵泡中"跳"出去。破裂的卵泡经过一系列生理变化后形成黄体。顾名思义，黄体能产生黄体酮——这就揭开了孕激素的面纱。

孕激素在月经周期的后半期激增，并在这段时间占据主导地位。孕激素好比《霹雳娇娃》系列电影中的纳塔莉，她喜欢跟帅哥约会，也喜欢去冲浪；她很随性，喜欢穿着印有蜘蛛侠图案的内裤跳舞，也喜欢独自在酒吧度过平静的夜晚。事实上，孕激素是女性体内的"冷静激素"，它中和了"戏精"雌激素的作用，使女性身体变得没那么水肿，从而能睡个好觉。如果男朋友又迟到了，在孕激素的影响下，你会倾向于耐心地多等 5 分钟，涂涂指甲油，用手机看一个综艺节目，不会心烦意乱。不过，如果体内孕激素太多，人会精神萎靡、疲惫不堪、性欲下降，甚至厌恶社交。

孕激素有助于子宫内膜分泌糖原，保持良好的血液供应，通过增加宫颈黏液的黏稠度堵住宫颈口。这样做的原因可能是来自输卵管的高贵访客——受精卵快到了！受精卵需要足够的食物和舒适的空间，且既然受精卵快到了，子宫暂时就不需要为从阴道游过来的精子提供通路了。

此外，孕激素会抑制黄体生成素的产生。如果黄体完全破裂，孕激素的分泌则会受到抑制。当女性体内孕激素水平低于雌激素水平时，月经就要来了。

下面来讲讲睾酮。是的，女性体内也有睾酮！对女性来说，睾酮和孕激素、雌激素一样，都是重要的性激素，起调节性欲和行动的作用。睾酮好比《霹雳娇娃》系列电影中的亚历克丝，她是功夫大师、数学天才、拆弹达人、哈佛大学毕业生，头脑冷静，在有必要时能够进行精确打击。肾上腺皮质和卵巢都能产生睾酮。睾酮能提高女性的性欲，让女性保持头脑清醒。从生化角度看，女性体内的睾酮是雌激素的一种前体，也就是说，部分雌激素其实由睾酮转化而来。因此，每一个月经周期，女性体内睾酮的水平都会发生轻微的波动，且波动情况与雌激素的同步。

既然你已经认识了这 3 种性激素，就来好好了解一下月经周期吧。接下来，我将分阶段介绍正常的月经周期。

第 1~7 天：月经期

很多人想当然地认为来月经是一个月经周期结束的标志。但从医学角度看，月经的第一天其实是一个月经周期的起点。正常月经的持续时间为 5~7 天，有时短点儿，有时长点儿。在经期开始时，女性体内雌激素和睾酮水平相对较低，孕激素水平则几乎为 0。此时的女性，一方面因为缺乏雌激素而感觉疲倦、压力大，另一方面因为"冷静激素"孕激素水平低下而易怒。一些女性会因为体内雌激素水平低而头痛，一些女性则会因为体内缺乏睾酮而变成"戏精"。下丘脑负责判断女性的身体处于月经周期的哪个阶段，并根据自己的判断有节奏地给垂体发布指令。垂体根据下丘脑的指令，释放卵泡刺激素，使卵巢中的卵泡慢慢发育成熟。

一收到垂体的指令，卵巢中的卵泡就开始比赛看谁发育得更快。最终的赢家将获得奖赏，其余的卵泡则停止发育。获胜的优势卵泡开始产生睾酮和雌激素，这两种激素的水平会在下一阶段升高。在经期快结束时，女性的精力和能量逐渐回升。

✳ 原来如此

有时，女性很难确定月经的第一天是哪一天。某一天，你会发现内裤上有棕色的痕迹，但 3 天后经血才出现。有时，晚上有些棕色的分泌物，第二天早上红色的经血就来了。那么，哪一天算月经的第一天呢？如果某天内裤上出现了一些痕迹，但之后的 3 天里内裤上什么也没有，那很可能只是不规则出血。不过，如果某天内裤上出现了棕色分泌物，且一张护垫就够用了，而第二天才需要用卫生棉条，那么出现棕色分泌物的日子就是月经的第一天！

第 8~14 天：增生期

在这个阶段，女性体内的雌激素水平开始上升，子宫内膜在雌激素的作用下开始增生变厚，且如前文所述，当血液中的雌激素上升到一定水平时，它将向下丘脑和垂体发送负反馈信号，子宫内膜随之停止增生。此外，雌激素还会抑制黄体生成素的分泌，直到月经周期的第 12 天，黄体生成素水平才像离弦之箭一样冲高，大约 48 小时后会排卵。

第 8~14 天，由于体内的雌激素和睾酮水平上升，女性通常头脑清醒、心情愉快。此时她们更愿意与人交往，皮肤红润、有光泽。大部分有经前期综合征的女性在这一阶段状态最好。第 14 天，开始排卵。大量研究表明，女性此时会觉得自己性感、美丽，性欲也会增强。这段时间里，很多女性比其他时候更频繁地刷交友软件。[28]

小贴士

许多女性有时能感觉到排卵，但并不是每次都能感觉到，也不是所有女性都能感觉到。如果你在月经周期的中间阶段感觉下腹部一侧有不熟悉的钝痛感，那可能就是在排卵。人们将这种现象称之为"排卵性腹痛"，可发生在育龄期的任何阶段。通常，你会觉得肚子在咕噜咕噜叫，并总想放屁。这种感觉可能持续2~3天，但不会对你的日常生活造成影响。如果感到非常不适，最好去医院看一下。

第 15~21 天：分泌期（第 I 阶段）

排卵后，女性体内的雌激素水平下降较快，之后还会慢慢上升。此时，女性的身体会通过破裂的卵泡（黄体）产生孕激素。月经周期的后半期，女性体内的孕激素激增，子宫内膜腺体分泌活性显著增强。此外，子宫内膜还要准备好糖分，以便受精卵经输卵管进入子宫后有充足的营养。在这一阶段，女性体温会上升0.5℃，并且一直保持到下一个月经周期开始。由于排卵后体内的雌激素水平很快就会下降，而孕激素水平会缓慢上升，有些女性在这一阶段会出现不规则出血的情况，情绪波动也较大。黄体会产生大量孕激素，而雌激素水平也会在第3周快结束时重新开始上升。理想情况下，此时女性体内的孕激素和雌激素可以达到很好的平衡，但如果没能达成平衡，女性可能感到疲倦、虚弱，因为体内的"冷静激素"水平过高。孕激素水平升高也会对性欲产生负面影响。排卵前后，你可能还想着去刷交友软件、找约会对象、去热闹的地方，而现在你只想让手机保持静音，静静地练瑜伽。[29, 30]

第 22~28 天：分泌期（第 Ⅱ 阶段）

如果受精卵成功着床，女性体内的孕激素水平并不会下降，反而会继续上升，月经"出局"，此时验孕的话结果为阳性。但

是，如果没有怀孕，孕激素和雌激素将发挥负反馈作用，抑制黄体生成素生成，孕激素水平随之降低。这意味着黄体将不再被刺激，已经完成使命的黄体将逐渐萎缩，血液中孕激素和雌激素水平迅速下降。

此时女性可能感觉疲惫或烦躁，具体情况取决于哪种激素俯冲速度更快。胃胀气和头痛都是常见症状，此外还会出现手、脚甚至面部水肿。胸部也会因为水分的聚集而涨得不舒服。这两种激素的波动还使得女性更容易饿。此时，相比做爱，吃饱了更重要。[31]

身体的其他部位也会对激素水平的下降产生反应。阴道易感染的女性此时可能感觉阴道瘙痒异常。原则上，所有慢性或复发性疾病都可能在月经来潮前出现或恶化，比如关节痛、哮喘、偏头痛或抑郁症。此时的女性通常感觉很糟，想要被拥抱，也有可能对伴侣很凶。研究表明，排卵前后，女性看到伴侣微笑时，会自动做出积极的回应。而在月经周期的最后阶段，女性则对此感到烦躁，会莫名其妙对伴侣发脾气。[32]

你应该已经知道了，这些都是臭名昭著的经前综合征的症状。此时，孕激素水平降得很低，不久之后（也就是排卵 14 天后）月经就会到来。下丘脑注意到血液中的激素水平低下后，就又开始命令垂体分泌卵泡刺激素和少量黄体生成素，再次刺激卵

泡。卵泡开始发育，并再次开始分泌雌激素。正所谓每一个终点也是新的起点——下一个月经周期开始啦！

小贴士

所有女性从排卵到月经来潮之间间隔的时间都恰好是 14 天，但排卵的时间可能因人而异。月经周期较短的女性可能排卵时间较早，而周期较长的女性可能需要多等待几天才会排卵，这都是正常的。"受孕窗口期"可能是排卵前 5 天到排卵后 2 天。很多精子藏在阴道后穹隆中，直到去和卵子"约会"才会冒头！

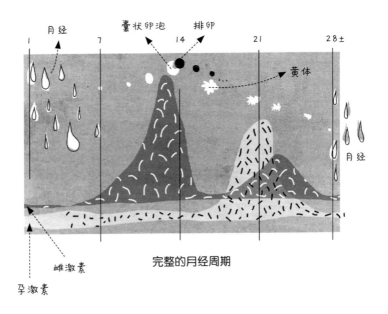

完整的月经周期

经前期综合征——月月嗥叫的"狼人"

以下情景你是不是很熟悉？马上要来月经了，你对自己陌生得都快不认识自己了：没完没了地生气，被小事激怒，对伴侣、母亲、孩子、同事大喊大叫，甚至烦得想撞墙。当然，阴道就要流血了，这就够让你筋疲力尽的了。但是，你如此反常另有原因：体内的"冷静激素"孕激素水平下降导致你感觉一团糟，雌激素在月经周期快结束时很容易占据主导地位，因此你会变得更加阴晴不定。有些女性的大脑对激素的波动更敏感，敏感程度也会根据周期发生变化。据估计，30%~40% 的女性患有经前期综合征，其中 3%~8% 的女性甚至患有经前期烦躁障碍，这些患者会出现行为异常，并需要接受抗抑郁治疗。[33]

不过，月经来潮后，经前期综合征和经前期烦躁障碍的症状将得到基本缓解或完全缓解。你觉得熟悉的那个自己又回来了，就像满月过后恢复人身的狼人一样，开始为自己所做的不该做的事感到后悔："唉，我怎么会那样呢！"

针对经前期综合征，我们可以做什么呢？最简单的就是服用避孕药[34] 或者采取其他激素避孕措施，最好连续不间断地采取措施进行干预（我将在下一章详细解释）。大量服用维生素 D 效果也不错：一项针对 897 名伊朗少女所做的大型研究结果显示，每周服用 50 000 国际单位的维生素 D（这可真不少），受试者经前期综合征的发生率从 15% 降到 5%，腹部绞痛和背痛的症状也有所缓解。[35]

另一项有趣的研究结果显示，经前期综合征患者的血液中可能有更多的炎症标志物。[36] 什么时候人体会产生炎症标志物呢？饮食不健康时。大量饮酒、吸烟、摄入太多动物脂肪、只摄入碳水化合物和食用太多腌制食品，都会在肠道中引发潜在的慢性炎症反应。因此，从长期来看，应该调整饮食。如果你只吃白面包、巨无霸汉堡包和可乐，那很有可能患经前期综合征。运动和大量饮水有助于缓解症状。

为什么会这样呢？也许引发经前期综合征的根源是造物主的一个古老的想法：让女性在此时变得更加自我，这样要么受精卵能更好地着床，要么女性能在身体失血前保护好自己。科学家迈克尔·吉林斯（Michael Gillings）提出了另一个有趣的看法：经前期综合征是女性在数百万年内进化的结果，目的是拒绝不育的男性伴侣。在远古时代，女性几乎要么处于孕期，要么处于哺乳期，很少来月经。也就是说，流血的女人很少见，经常流血意味着她反复受孕失败，没有对部落的发展做出贡献。吉林斯的理论是，女性之所以会出现经前期综合征，就是为了让身体对不育的伴侣和其慢吞吞的精子失去耐心，然后与他分手。[37] 这个理论乍一听好像挺合理，但我觉得不准确：那个时候的女性只有在月经一直不来的时候才知道自己怀孕了，而不是在那之前。难道洞穴时期的女性在来月经前就知道伴侣不育？

没必要将经前期综合征一棒子打死。你如果情绪波动没有大到让你打算离家出走或者认真考虑给自己的老板下毒的程度，那么可以把经前的这段时间当作自我观察的好时机：你的需求是否被忽视了？你是不是为自己考虑得太少了？在日常生活中，我们经常难以察觉使我们陷入困扰的东西，而激素的低压锋可能引发狂风暴雨。于是，大雨倾盆，困扰我们的东西被洗刷一净，一切回归正轨：结束一段不对劲的关系，或者自己的要求（保持环境安静、工作得到认可等等）得到满足。当经期开始时（有时是在结束时），你会重新归于平静，但你不应该错误地认为自己这段时间疯了。大部分情况下，人们只会对真正存在的问题感到沮丧，你只是身体在没有打开滤镜和不受理智的约束时做出了反应而已。是的，在经前期综合征发作期间，蚊子也可能变成大象——但又有谁能容忍晚上自己的房间里有只蚊子在耳边嗡嗡作响呢？

围绝经期或更年期——燃烧的岁月

女性带着固定数量的卵细胞来到这个世界。随着时间的流逝，女性体内的卵细胞越来越少：如果出生时有 100 万个卵细胞，那么进入青春期时就只剩 40 万个了。每一个月经周期，很多卵泡都会竞争第一名——最后，长势最优的成为赢家，得到可以排卵的奖赏，其余的卵泡则会退化。因此，女性每个月经周期都会损失约 1 000 个卵细胞。此外，在生命的长河中，女性的卵细胞持续暴露在充满辐射和病毒的环境中，因此随着女性年龄的增长，卵细胞受到的损害也越来越大。这一方面会使得女性不易怀孕，另一方面会导致女性很难维持正常排卵。与此同时，卵泡依然会受到刺激，但反应却没有以前那么高效。雌激素的分泌速度变得很慢，分泌水平也变得很低，无法达到触发排卵的阈值，卵泡被持续刺激，一直在生长，形成我在第六章提及的"持续性卵泡囊肿"。

还记得吗？不排卵就无法形成黄体，没有黄体就没有"冷静激素"孕激素。因此，孕激素会是女性进入围绝经期缺乏的第一种激素。这种情况大多在女性 40 岁左右的时候第一次发生，不过发生的频率很低。自 40 岁起，这种情况发生的频率会慢慢增高。这个时候的女性，月经开始变得不规律，时早时晚，之后又回归正常。具体情况个体差异非常大！有些女性突然开始 21 天来一次月经，之后一段时间回归正常，然后月经周期又变得更长。有的女性虽然月经正常，但总感觉身体有点儿不对劲。孕激素的缺乏让女性觉得自己的皮肤变薄了，睡眠质量也下降了。

夜半钟声

围绝经期，你睡得很香，但凌晨 3 点会准时醒来，然后因各种无关紧要的小事在脑海中闪现就再也睡不着了。在闹钟响起前不久，你又睡着了。一天中的其他时间里，你感觉自己像行尸走肉，只想赶紧上床睡觉。晚上，你一开始睡着了，但是凌晨 3 点又醒了。你还知道自己是谁吗？孕激素缺乏已经改变了你！

此外，雌激素也会阶段性地分泌不足，雌激素阶段性波动会导致你情绪起伏和出现阶段性潮热，特别是在晚上，汗水甚至会浸湿睡衣。

此外，其他很多症状也会在围绝经期出现，它们可能单独出现，也可能同时出现，具体与个人体质和生活情况相关。非常非常重要的是，一定要先确认这些 40 岁起开始出现的症状是否是由激素缺乏引发的。在我的家乡美国，太多女性在更年期或更年期结束之后服用抗抑郁药。在德国，当患者因为关节痛来看病时，其他科室的很多同事都没有意识到，这可能是由激素缺乏引起的，至少是因为激素缺乏而加重的。这可以理解，因为每名医生首先联想到的都是自己主攻的疾病。

围绝经期的症状

- 月经来得太早、太迟，或很长时间不来
- 情绪波动大
- 睡眠质量差
- 周期性潮热、头部出汗
- 情绪低落
- 皮肤胶原蛋白流失，出现皱纹
- 脱发
- 慢性疾病或症状，如神经性皮炎、关节炎、纤维肌痛、抑郁症、心律不齐、高血压、偏头痛、外阴硬化性苔藓等出现或恶化
- 过敏
- 吃得不多，但体重增加
- 不运动的话肌肉迅速流失

- 阴道松弛、不敏感

- 去厕所次数增加，起夜次数变多

- 大笑、咳嗽和打喷嚏时放屁

- 常发脾气

- 性欲突然增强或减退

- 想改变自己的生活

是的，朋友们，迈入 40 岁，我们就不再是我们了，有些事情发生了改变：虽然和 10 年前吃得一样多，但却更容易变胖。这些年我们一直对避孕药耐受良好，但现在服用后可能很难受，突然出现经前期综合征或水肿。我们的酒量也越来越差。以前，狂欢过后最多会有点儿醉，但现在却会难受至少一整天。好像一夜之间眼角就长出了新的细纹，胸下垂也越来越严重了。

✳ 原来如此

从女性月经周期第一次出现轻微变化到真正停经可能需要 10 年时间，因此人们称这段时间为"更年期"，而不是"更月期"。围绝经期所指的就是这段时间，这段时间里，女性的状态相对稳定，但症状也会时好时坏。

人们经常将绝经期等同于更年期，事实上这是不正确的。如果女性最后一次月经结束后的 12 个月内都没有来月经，那么这段时间被称为"绝经期"。

当身体出现这些症状时，女性该如何应对呢？我的建议是，不要"忍"。我们没必要静静忍受缺乏激素的痛苦，这么做眼下对个人没什么好处，长远来看对健康也不利。

首先，确认痛苦源很重要，我们要从那里开始追本溯源。通常情况下，血液检查结果能够反映体内激素水平的变化，但不一定有效，因为检测激素水平就好比给激素拍照，一次检测结果只代表瞬时结果，而激素水平每时每刻都在变化。重要的是改善症状，而不是分析化验单上的各项血液指标。有些女性的指标是正常的，但还是或多或少需要一些激素，才感觉良好。

如果医生根据症状判断你主要缺乏的是孕激素，那么你可以使用生物同质性孕激素来进行灵活、精准的治疗。如果出现潮热症状，那么在皮肤上涂抹生物同质性雌激素能改善症状（我会在下文详细讨论生物同质性激素疗法）。

如果不吸烟、不超重或者不具备其他易引发血栓的危险因素，那么对避孕药不敏感的女性可以继续服用。还有一些不错的纯雌二醇避孕药，能达到一石二鸟的效果：与传统避孕药相比，这些避孕药能更好地扼制性激素波动，给肝脏造成的负担也比较小，还能起避孕的作用，非常适合用于解决围绝经期女性的避孕问题！

少数女性的症状可以通过服用植物提取剂控制，但这需要极大的耐心和极强的毅力：可能服用 6~8 周后才有效果，而且根据我的经验，这些药物无法完全消除主要症状。

小贴士

　　如果你想知道自己是否还有避孕的必要，应该去验血，实验室会确认你受孕的概率。但没人能保证你肯定不会怀孕，即使使用避孕套，还存在 1% 的受孕的可能性呢。

　　围绝经期，如果你不想体重增加，那么必须调整饮食习惯。糖和面粉都得从食谱上去掉，酒也只能偶尔喝喝，低脂食品将成为你餐桌上的"常客"。需要说明的是，如果你还像以前那样没有节制地吃，一定会变胖。如果想保持体重稳定，必须注意饮食，而想要减肥的，需要在专业人士的监督下调整饮食，在达到理想体重后还要继续监测每日热量的摄入量。要知道，这个时期的你单凭运动已经无法减掉因大快朵颐而长的肉了！

　　不过，如果你身处围绝经期，运动还是非常重要的，之后更是如此。我有几位 50 多岁的美国病人，她们热爱运动，只要补充最小剂量的激素，就能感觉良好。她们都十分健美，衰老速度很慢。再来看看德国的几位演员，薇若娜·普斯（Verona Pooth）、卡罗莉内·拜尔（Caroline Beil）和维罗尼卡·费瑞尔（Veronica Ferres）也都超过了 50 岁，但她们都风采依旧。我们发现，新一代女性不想衰老太快，还希望自己年轻、性感。

　　我们确实生活在前所未有的时代：人们不应该将当代女性与二战后的那一代，乃至之前的几代女性相提并论。19 世纪末，女性的平均寿命还只有 48 岁，而 100 年后这个数字几乎翻了一番！从生物学角度来看，我们也的确比之前的几代女性要年轻得多，并且有机会好好利用我们的后半生。因进入围绝经期而缺乏激素的问题难不倒我们，甚至可以成为我们的另一个起点。绝经意味着生育的终结，也是超性感的开始。你不信？接着往下读，我会告诉你如何借助于激素的力量，给你的人生添一把火。

20多岁和30多岁的女性，体内的雌激素水平相对较高，因此几乎被雌激素牵着鼻子走：生孩子这件事对很多女性来说都非常重要，我们想取悦对自己比较重要的人（和一些不那么重要的人），也非常在意别人的看法。我们将一个家庭团结在一起，并且负责照顾他人。婴儿和他们可爱的气味是我们无法抗拒的，特别是在我们有生育计划时。自从迈入雌激素水平慢慢下降的40岁，情况发生了改变。我们开始对取悦丈夫或家人提不起兴趣。由于睡眠不足和雌激素水平波动，我们总是很累、很烦躁。德国数以百万计的40~50岁的女性感觉自己的需求被忽视，对需要不断照顾别人而感到厌倦，晚上躺在床上睡不着，辗转反侧。这个时候，她们脑海里闪现着各种各样的事情：我给孩子的试卷签字了吗？走廊里得放组新鞋柜了；烦死了，又得带狗去接种疫苗了……

随着时间一分一秒地流逝，丈夫鼾声渐响，她们开始思考一些更加接近自我本质的问题：我不想再当别人的老妈子，不想再取悦所有人，不想再忍耐别人的予取予求了。"妈妈，接我回家吧，我错过公交车了。""亲爱的，你知道我的领带在哪儿吗？""施密特女士，你得帮帮你的同事。"一个个请求令人心烦，周围的人一点儿感恩之心都没有，真是受够了。

不过，这个时期的女性体内有一种激素波动不大，因为它不仅仅来源于卵巢，还来源于肾上腺皮质。没错，它就是睾酮。睾酮在围绝经期女性体内所扮演的角色真的很有意思。以前，它只负责排卵前后的性欲问题，但是现在，它不仅让性变得别有一番风味，还赋予了女性决心和活力。整夜整夜的清醒让女性接收到了一个信号，这是体内的闹钟响了，睾酮给了女性改变生活的勇气。你已经成年的儿子还住在地下室，喜欢玩游戏，但不想上大学？把他赶出去。你的丈夫一直嘲笑你的职业，虽然你和他在事业上的付出一样多，甚至赚得比他多？告诉他，嫁给他的这个女人体内有多大的能量。你虽然一直梦想着开一家高级宠物店，但迫不得已当了很多年的家庭主妇？现在就是重新把握自己命运的时候了。

你要知道，如今女性的平均寿命是 85 岁，而且有继续走高的趋势。你人生的前半部分大多在为别人操劳，接下来的时间应该由你自己主宰。就像艾丽西亚·凯斯（Alicia Keys）唱的那样：你内心燃烧着烈火。在激素的影响下，你一度被放下的梦想重新在心中点燃。你拥有火的力量，烧掉所有无意义的东西，如凤凰涅槃般重获新生。现在是实现你的梦想的时候了。你正确地打出手中的牌，经济上不依赖任何人，当然，即使无法做到经济独立，你也要做自己想做的事，好好做，你会得到该有的奖赏的，我保证。相信你自己，相信生命的力量。

是的，围绝经期是个非常有趣的时期，但还不限于此。睾酮

208

是幕后主导，给我们带来极致的体验。那些为自己臀部的橘皮纹感到羞耻的日子，再见；"哦，我可千万别怀孕"的 20 岁，"亲爱的，来吧，我要排卵了"的 30 岁，以及"别这么大声，该把孩子吵醒了"的年岁，通通都再见。此时的你有经验，知道自己喜欢什么，什么行不通。你现在可以更好地挖掘自己的性欲。

不过，德国家庭中的场景很有可能与前文所描述的场景完全不同。如果你听到了激素的呼唤，却选择忽视，会怎么样呢？很多老一辈的女性并不听从激素的召唤，也不对敲响的门铃做出回应。与之相反，她们只希望一切维持原样。她们对彼此说，"有些事情必须自己熬过去"，劝自己接受自己老了的事实。试图做出改变的冲动会让人感到畏惧，并不是所有人都有魄力或手段去行动。由于心情沮丧，她们吃得更多了，接着，"肿胀"的感觉让她们放弃自我：有些人开始酗酒，有些人懒得去锻炼，不修边幅，只是消极地面对衰老。深埋在心底的需求被自己忽视了。对很多女性来说，在某个特定的时间点后，把自己的欲望搁置起来比突破界限更容易，在一成不变的环境中生活也比破茧成蝶更舒适。偶尔回去看看父母，与父母维持着不近不远的关系就差不多了。父母周末去打保龄球，一年开车出去度假两次，于是她们自我安慰，觉得自己能这样也该满足了。不幸的是，很多时候，人们的潜力得不到发掘，梦想也从未实现。但是，不要过于苛责这些女性，因为从来没有人告诉过她们还有另一种生活方式，她们身边也没有榜样。

上述两种选择截然相反。不过，在围绝经期，女性的选择其实非常明确。夜不能寐时，你就会逼自己做出选择：是改变，还是保持原样？是选择熟悉的路，还是选择未知的路？是选择自己掌控生活，还是选择被生活掌控？

选择走新路的人将会获得新的经验，认识新的人，取得新的成就。选择走老路的人则面临着走下坡路的风险。而那些仍然坚信激素有毒的人（我将在下文详细介绍）将在人生的后半程遭受激素缺乏的困扰，这可能从很多方面体现出来：先从心情抑郁开始，然后 40 多岁的时候患上心血管疾病，丧失思考能力和活力。因此，这些人在不知不觉中屈服于衰老，由于缺乏激素和由此引发的老年疾病，她们去医院的频率高到自己无法承受的地步。说好的享受退休后的生活呢？

我的目的不是恐吓你，而是告诉你没必要害怕围绝经期，真的没必要。多年以来，事情一直在变得更好，而不是更糟。寻求妇科医生的帮助将有助于你找到解决激素缺乏的方法，你还可以通过有意识地改变自己的生活方式让自己变得更加满意和健康。相比孩子还小的时候，现在你有更多的时间运动，保养自己。很多女性在围绝经期反而变得更美、更苗条了。与 30 岁的自己相比，你在性方面更放松了，无须再承受很大的心理压力。从个人层面来说，你有很多的时间去挖掘自己因青春期的到来和岁月的流逝而被埋藏在心底的渴求。你可以继续实现曾经被埋藏的梦想。努力奔向人生的下半程吧，要相信自己一定能实现梦想，发挥潜力，让自己成为自己一直想成为的那个人。

无助拜拜！激素替代疗法和健康地老去

如果一位女性上一次月经之后的 1 年（12 个月）里都没有来月经，那她就是绝经了，这段时期被称为"绝经期"。直到 20 世纪 90 年代，绝经还被视为女性人生的终结，现如今，绝经只不过是女性人生半途发生的一件事而已。毕竟现在的女性寿命更长，也更健康。只要回忆一下妈妈在我们这个岁数时的状态，就足以让我们意识到，我们这一辈更健康、更年轻了。

不过，很多人还是对绝经持有负面观点，那么怎么才能让绝经后的这段人生变得不同呢？事实上，现在生活条件改善的速度比我们想象的快得多。在 20 世纪八九十年代，人们顿顿吃快餐，面包被认为是健康食品，禁烟条例也还没有发布。工作和生活保持平衡是个伪命题，因繁重的工作而导致心肌梗死发作的人会被视为英勇者。我上大学那会儿，女性怀孕的最佳时间被认为是 25 岁前后，32 岁初产的产妇就算是高龄产妇了。在德国马克时代（1990—2002 年），女性的主要角色还是家庭主妇，家庭收支全凭男性做主，这对当代年轻人来说简直无法想象。那时的人们对绝经期持有负面态度没什么可奇怪的：在很长一段时间里，超过 50 岁的女性都被贴上了衰老、灰蒙蒙、不性感、事多、视野狭窄的标签，因为她们一直待在家里，丈夫对她们不再感兴趣。她们成为被社会忽视的边缘人。于是，不想接受这一现状的女性从医生那里得到合成激素制剂，以缓解潮热和睡眠障碍等症状。然而，人们对绝经期的负面看法还是没有扭转过来。

2002 年，一项名为"妇女健康倡议"（WHI）的研究改变了医学界对激素替代疗法的看法[38]：该研究以 16 608 位年龄在 50~79 岁的女性为受试者，其中一半受试者接受从孕马尿中提取的人工合成雌激素和经化学修饰的孕激素的联合治疗，另一半受试者服用的则是安慰剂。该研究最初的目的是想确认一直被使用的激素替代疗法能否预防心血管疾病和其他疾病，虽然此前已经有较为充分的证据证明了激素替代疗法的作用。研究结果是，相比安慰剂组的受试者，实验组的受试者中患心脏病和乳腺癌以及中风、形成血栓的人更多。虽然这没有明显的统计学意义，但这项研究还是被提前叫停了。

这意味着什么呢？是否说明服用激素会让人变得更容易生病？还是说服用激素的人容易得乳腺癌，就像吸烟的人更容易得肺癌一样？停！让我们冷静地分析一下 WHI 的这项研究，这些数据自 2002 年起从根本上改变了妇科。研究共观察了 16 608 位年龄在 50~79 岁的女性，其中 8 506 位受试者服用人工合成雌激素和孕激素补充剂，8 102 位受试者服用安慰剂。8 506 位服用激素的女性中，相比安慰剂组的受试者，每 1 000 位女性中：

- 患冠心病，即心肌梗死和冠状动脉狭窄的多 2.5 位；
- 中风的多 2.5 位；
- 形成血栓的多 5 位；
- 被确诊患乳腺癌的多 3 位。

此外，实验组相比安慰剂组，每 1 000 位女性中：

- 被确诊患肠癌的少 0.5 位；

- 骨折的少 12 位；

- 患糖尿病的少 5.5 位。

从这些数字来看，应用激素替代疗法的受试者更易患乳腺癌和心肌梗死，更易形成血栓和中风，不易患肠癌、糖尿病，也不易骨折。从表面上看，似乎可以得出以下结论：激素会导致乳腺癌、心肌梗死、高血压和中风，并能预防肠癌、骨折和糖尿病。我们先将这个结论放在一旁，继续往下看。

2004 年发表的第二项 WHI 研究[39] 中，受试者为 10 739 位年龄在 50~79 岁的没有子宫的女性，其中 5 310 位服用纯雌激素（不含孕激素）药片，5 429 位服用安慰剂。这种实验只能针对没有子宫的女性进行，因为服用雌激素会刺激子宫内膜，因此需要孕激素来抵消这种持续性的刺激（这可能导致包括出血障碍和子宫癌在内的并发症）。

好好看看以下数据，它们不是我编造的，而是真实的数据。

在 5 310 位服用雌激素的女性中，相比安慰剂组，每 1 000 位女性中：

- 患冠心病的少 5.5 位；

- 中风的少 0.5 位；

- 患乳腺癌的少 2.5 位（天哪！）；

- 患结肠癌的少 1.5 位；

- 骨折的少 8.0 位；

- 患糖尿病的少 13 位；

• 形成血栓的多 2.5 位。

上述实验数据似乎在告诉我们，服用雌激素能预防心脏病、中风、乳腺癌、结肠癌、糖尿病和骨折。

如果你是第一次见这些数据，可能像我第一次见到时一样觉得不可置信。

服用雌激素能预防乳腺癌、中风和心肌梗死？这是假消息吗？

丘吉尔说过，他不相信任何他没有亲自伪造的数据。也就是说，看数据时要看到背后的人。研究数据并不总能体现事实。在得到任何错误的结论前，要仔细审视研究的各个环节，因为魔鬼在细节。

服用雌激素能降低冠心病的发病率（这正是该项研究想要验证的结论），但雌激素和孕激素联合疗法的治疗效果却相反？同时服用雌激素和孕激素会让人生病，而单独服用雌激素却能预防疾病？那么激素对人的健康到底是有利还是有害呢？研究过程是否经得起推敲呢？答案是：仅在有限的范围内。

第一，根据研究报告，受试者是"健康"的女性，但"健康"一词对研究人员和普通人的意义是不同的。"健康"不代表"完全处于健康状态"，而是指不患有临床意义上的中重度疾病。WHI 研究的受试者均为超重人士，还有不少高血压、哮喘、高胆固醇血症、中度动脉硬化和其他现代病的患者。此外，研究人员也没有考虑受试者的肿瘤家族史，挑选的只是年龄为 50~79 岁的普通美国女性。

第二，两项 WHI 研究启动时，受试者的平均年龄为 62 岁。

年龄偏大了！这绝对不是女性开始缺乏激素的年纪，实际上比这早多了。

第三，实验组服用的激素剂量太大了，而且服用的是人工合成激素 [①]，而不是生物同质性激素，这一点我稍后详述。在这里我先简单介绍一下，对合成激素制剂而言，人体容易识别的雌激素分子已经被制药公司做了化学修饰，因此进入人体后，要先被肝脏识别出来，而这使得合成激素无法 100% 与人体相适，这也许是出现负面作用的原因之一。那么，其他矛盾的结论，比如有关心血管疾病的结论应该如何解读呢？我们需要进一步分析，以揪出问题的症结所在。第二项 WHI 研究中，实验组 50~60 岁的受试者服用雌激素似乎确实有助于预防心血管疾病，而 70 岁的受试者本身就已经出现心脏问题或胆固醇水平过高的问题，她们服用雌激素往往会引发心脏病或中风。

最后，WHI 研究中使用的合成制剂在德国几乎不用，因为它是从孕马尿中提取的，这种提取方法实在是太老旧了，服用这样的制剂就好比使用 SPF 指数只有 2 的防晒霜或者吸不带滤嘴的香烟。

如今，我们不该将激素替代疗法妖魔化，WHI 研究导致激素制剂名声变坏，但其实研究结论并不能体现客观事实，而且研究中使用的药物也是当今妇科临床上很少用的药物。

[①] 研究中，受试者服用的是惠氏公司生产的倍美安（Prempro），含有提取于孕马尿的雌激素和人工合成的醋酸甲羟孕酮。——译者注

无助拜拜！激素替代疗法和健康地老去

人工合成激素和生物同质性激素 [①]

考虑到人体自身产生激素的自然需求和节律，现代激素替代疗法应用的药物多是生物同质性激素。所谓生物同质性激素，即用植物前体化合物制成的激素制剂，它们的分子结构与女性卵巢产生的激素相同，人体无法分辨其中的差异，完全把它们当作自己的东西。也就是说，它们能让人体做到随到随用。

传统激素替代治疗药物（包括但不限于提取自孕马尿的合成激素）具有我们已知的分子结构，大部分在原有分子的基础上加上了基团进行修饰。对制药公司来说，这样做的好处是制剂可以取得专利，确保它们在市场上形成小范围的垄断，否则研发费用将难以收回。对所有药物来说，这都是必要且普遍的做法，要不然药房中将没有任何真正安全和经过测试的药物。对医生来说，还有一个很大的好处，那就是可以给患者开由不同制剂组合的处方，以避免脱发或长痤疮等副作用。

---

① 事实上，生物同质性激素的流行恰恰是文中提及的 WHI 研究所致。但关于生物同质性激素与人体分泌的激素是否真的同质，学界观点不一，甚至有研究认为，相比共轭马雌激素和醋酸甲羟孕酮联用（即 WHI 研究中使用的倍美安）的患者，服用生物同质性激素的患者罹患乳腺癌的概率更大。2017 年，美国临床内分泌学家组织和美国内分泌协会关于绝经期的声明，重申了不推荐使用生物同质性激素，目前没有证据支持生物同质性激素具有更高的安全性，且因为质量把控缺失，实际药品中具有活性的激素含量无法保持恒定。此外，美国食品药品监督管理局（FDA）认为"生物同质性激素"这一名称本身就是为迎合市场而起的，不具有完备的医学或科学基础。——译者注

我在前文已经提到，这些合成激素的缺点是只有经肝脏转化后才能被人体识别，而且每天的服用剂量要相同。因此，副作用更大，服用者血液中的炎症因子水平更高，血栓形成的风险更大，并且血脂水平也会升高——动脉粥样硬化和心脑血管阻塞的根源就是高脂血症。而生物同质性激素无须在肝脏中转化就能被人体识别并利用。人工合成激素和生物同质性激素相似但又不同，后者更像那种主打纯天然的产品。两种激素中，一种是合成的，一种是天然的。这就好比一种是人形牌，一种是真人；一种是薯片，一种是土豆。

 原来如此

在著名的 WHI 研究中，相比安慰剂组，应用联合疗法的实验组乳腺癌的病例数略多，但只应用雌激素的实验组乳腺癌和结肠癌的病例数均更少！两组糖尿病病例数均少于安慰剂组。

生物同质性激素治疗药物分为雌激素和孕激素两种。生物同质性雌激素有凝胶和喷雾剂两种形式，在早上淋浴后，患者涂或喷在前臂内侧或者其他皮肤较薄的部位即可。生物同质性孕激素是软胶囊形式的，使用方法为口服或插入阴道。生物同质性孕激素通常在晚上使用，因为它能使大脑放松。可以根据自己的感受调整剂量，不过要征得医生的许可。一段时间后，你就知道适合自己的剂量了。

时机就是一切

关于服用激素的风险，我们现在已经有了更多的发现。治疗开始得越早越好。如果女性在 40~50 岁之间开始因激素缺乏而出现症状，应该尽快开始治疗，只有这样才能最大限度地减小患心血管疾病的风险。早治疗还能保持骨骼长期稳定，可能也能减小患糖尿病的风险，而且并不会显著增加患乳腺癌的风险。

※ **原来如此**

> 每天喝一杯红酒的人和每天服用人工合成激素的人患乳腺癌的风险相当。每天喝两杯红酒的人的患病风险比每天服用激素的人的更大。[40]

患痴呆的风险也减小了，这是有据可循的。痴呆通常是由大脑中毛细血管受损引起的。女性如果在动脉粥样硬化（以及血管受损）之前及时开始进行激素替代治疗，保护身体的其他部位，那么大脑中的毛细血管也会受到积极影响。此外，这也使得人们无须在服药的第 7 年 ① 强制停药。要想确定激素的服用时长，应该根据自身的情况进行风险和收益评估。换句话说，如果治疗对

---

① 如果采用绝经期激素疗法，那么激素的标准推荐服用期限不超过 5 年。对停药后出现持续性潮热的女性而言，首选的是非激素疗法，若症状没有得到缓解，且患者和医生都认为缓解症状的收益大于用药的风险时，可以考虑延长激素服用的时间。——译者注

你有好处，且服药多年来没有出现其他风险因素或患任何疾病，则可以继续服用。[41] 不过，如果你超过 60 岁，饱受高血压或者心肌梗死等类似疾病之苦，那么绝对不能进行激素替代治疗，因为这个年纪的女性中风的风险较大。此外，超过 60 岁的女性血糖或甲状腺出问题的风险增加，因此潮热症状可能再次出现。

虽然研究结论多种多样，但只有一种结论受到关注，且让很多女性心有余悸，那就是激素是有毒的，会引发癌症。启动 WHI 研究的研究人员正在想办法改变人们的这种印象。他们在权威期刊《新英格兰医学杂志》（*The New England Journal of Medicine*）上发表了声明，为如此多的女性因为拒绝或被拒绝进行适当的激素替代治疗而遭受了不必要的痛苦感到遗憾。[42]

可以这么说，很多女性的这种一刀切的做法简直是因噎废食。在过去的 15 年中，许多女性没有得到足够的激素，现在只能自己买单。因摄入激素而引发乳腺癌的概率很小，但是因激素缺乏而导致性欲减退、阴道功能受损、漏尿、心血管受损及智力受损的可能性高达近 70%。

保持激素水平平衡真的很重要，你只要问一个甲状腺功能减退患者或没有注射足够胰岛素的糖尿病患者感觉如何就知道了。就像你无法想象某人没有甲状腺激素怎样生活一样，你也不能想当然地认为自己或其他人可以在雌激素或孕激素缺乏的情况下生活。

近期的研究数据带来了更多的惊喜，这表明人类还远远没有揭开激素替代疗法的神秘面纱。例如，芬兰的一项大型研究对 489 105 位（这么多！）女性进行了长时间的观察，得出了应用激素替代疗法的受试者比服用安慰剂的受试者罹患乳腺癌的概率更小的结论。[43] 一些医生甚至怀疑乳腺癌是由激素缺乏引

起的——这个推论就更大胆了！无论如何，事实上大部分乳腺癌患者确实是在绝经后，也就是在 50~70 岁激素缺乏的时期患病的。到目前为止，还没有人对芬兰科学家的这项研究提出反对意见，毕竟要想了解乳腺癌和激素的复杂关系，我们还有很长的路要走。

✳ 原来如此

对女性而言，哪种疾病的致死率最高？乳腺癌吗？错！根据德国联邦统计局的数据，更多女性死于心血管疾病和痴呆。乳腺癌虽然是女性最常见的癌症类型，但在德国是和高血压并列排名第 4 的致死性疾病。根据目前所掌握的知识，人们可以通过在早期正确应用激素替代疗法来减小患心血管疾病的风险。你看，这是另一个女性不用再忍受潮热的原因！

感到不安的不仅是患者，还有很多医学界同仁。毕竟，更年期管理根本就不是医学学习的重点，而且妇科也只是个边缘学科。在我的记忆里，大学和专业培训期间我都没有学过任何处理更年期问题的课程。老实说，直到开始接诊，我才第一次接触到更年期的问题，我相信我并不是个例。很多老派医生仍然持有二

战后的那种观点，即人们即使遭受痛苦，也得自己熬过去，人得接受自己老了，并且得放弃性爱。出于这个理由，很多 40 岁以上的女性开始服用抗抑郁药，血压问题也是通过药物解决，阴道壁变薄的问题则通过使用润滑剂解决（或者只是任其发展），而反复出现的膀胱炎则用抗生素解决。很少有医生会向患者解释激素缺乏才是这些症状背后的根源，并且这些都是可以避免的。其实这才是问题的症结所在。绝经后，女性在短短数年里会失去90% 的激素供给，但没人去谈论这件事。没人为女性的这一变化做准备，没人告诉她们接下来会发生什么，她们能做什么，且应该在什么时间向医生咨询什么问题。在医学界，有很多人不遗余力地为维持男性性欲而努力，而一项加拿大研究 [44] 表明，医学界对女性性欲的关注几乎可以忽略不计。

但是，因为体内缺乏激素而沮丧，因为睡不着而筋疲力尽、一直流汗或关节痛，这些都不是绝经的女性应当承受的痛苦，尿路感染和阴道变干、变薄也都不是她们应该默默承受的。现实情况是，没人告诉她们这些都是可以避免的。我很喜欢把 100 年前德国人对待牙齿护理的态度与今天人们对待绝经的态度相比较，那个时候的德国没人提预防龋齿或使用牙线的事，大家牙疼以后就去看牙，然后医生把牙拔掉，结束。

如今，大部分女性仍然对自己的女性气质、性行为、膀胱、阴道、体型和骨骼健康等相关知识知之甚少。因此，他们在 6 个月里尿路感染发作 7 次、一连数月都毫无性欲可言、每天潮热20 次、几个月都无法正常睡觉后才去看医生。当这些症状出现时，患者面临的下一个问题是采用何种治疗方法，因为每个人都各执一词。知识的缺乏使得相当多的女性选择激素替代疗法之外的疗法，而这些疗法宣称能够替代传统医学疗法。因此，无数绝望的女性在自然疗法专家的推荐下试了舞蹈疗法、瑜伽等各种方法，就是为了绕过所谓的危险的激素替代疗法。我不是否定自然疗法和顺势疗法，但这些疗法无法将激素缺乏症治愈。我有些病人就是自然疗法专家，而她们选择来找我就恰恰证实了这一点。自然疗法可能可以缓解某些不适症状，但无法逆转体内激素不断减少的进程。阴道壁变薄、尿道关闭障碍、骨质疏松、关节受损、血压升高、血管受损（表现为心律不齐、心肌梗死或者中风），这些症状根本没有得到缓解，她们需要定期服用越来越多的药物。记忆力下降、反应迟钝、没有活力，这些症状在距离女性生命终结还很远时就出现了。

研究显示，与合成雌激素相比，植物制剂（即提取自植物的、没有经过人工修饰的雌激素）的可靠性较差，因为与传统药物相比，它们的质量波动较大，相应领域的监管也不到位。许多研究表明，植物雌激素对潮热没有作用。[45, 46] 根据我的经验，大多数女性服用常用植物制剂的时间并不长。还有传言称亚洲女性在更年期不会有什么问题，因为她们每天都吃豆制品——"每天一块豆腐，好让医生远离我"。但是，也有很多人说这种说法不对。具体的我不多加猜测了，我要告诉你的是，阿尔弗雷德·奥托·米克（Alfred O. Mück）开设了亚洲第一家（也有可能是世界第一家）更年期诊所后，病人蜂拥而至。

全球独立于企业和国家进行研究的主要的妇女健康专业学会在进行了长时间的调查、分析了成千上万的数据和研究结果后，得出了有关激素替代疗法的一些关键结论[47, 48]：

如果女性出现了激素缺乏相关症状，且血压不高，也没有患乳腺癌、形成血栓或中风的风险，那么激素替代疗法利大于弊。[49]此外，时机就是一切。如果出现睡眠障碍、情绪波动、潮热等症状，应该立即接受治疗。越早治疗越有效。根据目前的证据，生物同质性激素还能预防心血管疾病和高血压。每隔一段时间，医生和患者都应该一起决定是维持原来的疗法不变，还是加以调整。

激素替代疗法

可以肯定的是，服用激素的女性更常活跃于职场，更喜欢运动，性生活过得更频繁，对自己的健康状况更加关注。[50]这也许就是她们健康的原因。

虽然很多妇科医生在与患者交流时持中立、谨慎的态度，但大部分女性妇科医生在自己进入围绝经期后开始服用激素，大部分男性妇科医生让他们的妻子在必要的时候服用激素。[51, 52]我们在建议一位女性患者采取激素替代疗法时，经常需要和偏见及根深蒂固的观念斗争，这实在太费时费力了。要知道，就诊时间非常宝贵。

真相炸弹

　　根据调查，大部分女性妇科医生在自己进入围绝经期后服用激素，且大部分男性妇科医生让他们的妻子在必要时服用激素！

　　那么，对我自己、对你、对我的病人们，我会怎么做呢？

　　如果你没有患乳腺癌，而且患病风险不大（如何衡量自己的患病风险呢？举个例子，如果你的双胞胎姐姐患有乳腺癌，那么你的患病风险就比较大）；如果你的心脏是健康的，且你不严重超重，也不吸烟；如果你没有高血压，或者有高血压但将血压控制得很好；如果你没有得过血栓病、中风或肺栓塞；如果你上次月经是在 10 年之内来的……如果这样的你深受更年期综合征的困扰，那么我会给你开生物同质性激素。

　　我会慢慢深入，直到找到你的"舒适区"。如果服用生物同质性激素后一切保持原样，那么你可以一直服用下去。每隔一段时间，我会考虑是否需要调整剂量，或者治疗是否有必要继续下去。当然，你也要和其他人一样，定期做乳房超声检查或 X 光检查。

　　你可能感觉良好，也可能感觉糟糕。但这就是我给闺蜜和患者提的建议。如果妇科医生可以自由决定自己的立场，不受舆论和主流观点的影响，他们中的大部分也会对自己或自己的妻子采取这样的疗法。这就是一位妇科医生对激素替代疗法的真实看法。我每天都会遇到因应用激素替代疗法依旧活力满满的女性，当然也会遇到因拒绝激素替代疗法而年复一年忍受着各种问题的女性。更年期之后，你想如何生活？我已经将我所知的一切倾囊相告，至于如何决定，完全在你。

更年期又如何？我还是一样酷！

要想让更年期及以后的岁月静好，除了让体内的激素保持平衡外，你还有很多能做的事情。到我这个岁数的人都明白，我们比以前更容易累，"电量"消耗得更快，必须得为自己做一些有意义的事情了。毕竟，我们需要能量来塑造自己想要的生活方式，追求自己的梦想。在更年期期间做以下几件事，能让你依旧过得很酷！

（1）运动，再运动

这个年纪的你肌肉分解的速度比以前更快，因此每周运动3次是很有必要的。应主要进行力量训练，因为这么做既能燃烧热量，又能保护我们的关节。体能训练和筋膜训练对保持心脏和关节健康同样重要。

（2）少吃"白色垃圾"

如果你不想继续增重，比如在5年之内长10千克，想让自己的腰围尺寸保持不变，还想减小患糖尿病的风险，则必须少食用白色食品，比如面粉制品、添加了白糖的食品、土豆、米饭、肥肉，有些人还得戒掉奶制品。等下，这不意味着超市里的东西只有 5% 还能买了？对，没错，你偶尔可以破戒，但必须确保红色或绿色的蔬菜、禽类、鱼类占你每日所吃食物的 90%。

（3）戒酒

虽然冒着被所有人讨厌的风险，但我还得说：45 岁之后，喝酒前得三思。酒精会引发潮热，并让你第二天没精神。偶尔来一杯葡萄酒或者起泡酒，问题不大，但如果每天都喝酒，很快肚子上就会冒出一层赘肉，患癌症的风险也会增加。

（4）不做你就老了

现在该说说阴道了！谁停止做爱，谁就开始变老，这里的"变老"是从多角度来说的。定期拥有性生活的女性阴道会更长时间保持湿润、有弹性，不仅能保持性欲，心血管疾病的患病风险也更小了，而且会比那些把自己的性生活封印起来的人平均寿命长 7 年。[53] 在丹麦，有个非常好的老年性爱广告片，片名是《永远做下去——为丹麦做下去》（一定要找来看看！）其中暗含的真意是：不要仅仅因为年纪大了就停止做爱。如果你停止了做爱，那才是真的老了。

（5）多给自己找点儿乐子

很多人都忘了一件事情，那就是女性的享乐之道。还记得吗？我们的身体有个器官是只为我们享受欢愉而生的，那就是阴蒂。每天都找点儿让自己开心的事情做是很有必要的。跟着广播哼歌，早上出去遛狗，去市场上买点儿新鲜的桃子，整理自己的衣柜……每个人找乐子的方式不同。但是，我们在生活中常常会忽视那些真正对我们有好处的事情，因为我们已经不再习惯于倾听自己内心的想法了。我们会自动思考：这些想法是否与其他东西，比如自己的责任或工作相冲突？请习惯每天给自己找点儿真正的乐子——做瑜伽，和闺蜜侃大山，或者去修脚。西班牙女人可能才是最会享受生活的人：她们从不在不涂红色口红的情况下出家门，每周都要去理个发，每天都穿着美丽的鞋子和衣服。无论老少，每个人都在婚礼上纵情跳舞，直到深夜。

（6）没用的都走开！

你已经到了需要省着用自己的时间的年纪了。每天对你来说都是上天的馈赠，你不应该和对你无益的人多费口舌。不健康的关系会留下印记，让你失望，并消耗你的能量。任何不能给你的情感账户投资的人都应该被清理出去，一劳永逸。虽然没什么科学性，但我坚信，有的人像快餐和香烟一样，能让人得癌症和心脏病。有的工作和活动也无异于慢性自杀。你不知道如何判断某人或某事对你是好是坏？简单评估一下即可：

你不喜欢？不能吃？不需要靠它入眠？闹得你无法安宁？你无法从中汲取能量？不能给你带来快乐？……那就让它走开吧！

第八章
避孕——胎儿请勿上车

自己认为正确的事情，必须自己动手做。所以，女同胞们，避孕最好靠自己的理智。虽然做爱和跳探戈一样，都需要两个人一起完成，但就怀孕而言，女性承受得总是更多，这是毋庸置疑的。因此，这一章的内容对你来说很重要。知道所有避孕方法的女性才能做出最好、最理智的决定。决定没有对与错、好与坏，只有符不符合自己当前的情况之分。避孕方法有激素法和非激素法之分。所谓激素避孕法，除了服用普通避孕药（雌孕激素联合避孕药）和迷你避孕药（只含有孕激素），也可以使用阴道避孕环、含孕激素的宫内节育器、避孕棒和避孕贴，还可以每3个月打一次避孕针。

激素避孕法——服用避孕药及其他

我有时会问自己，在网上搜索时，除了"激素避孕"，还有什么关键词能搜出这么多恐怖故事吗？网上各种谣言满天飞，博客里充斥着各种有失偏颇的研究结论。我当然知道，如今人们获取信息的主要渠道是互联网。从如何去除淋浴头中的霉菌，到买车的小技巧，网上应有尽有。但是，当话题涉及激素和避孕药时，网上的言论却总是带着个人色彩，掺杂了太多半真半假的猜想。这不禁让我联想到了《美女与野兽》中传闲话的人，好像每个人都见过城堡中可怕的怪物。你如果通过上网了解某种避孕方法，很容易就会变得非常不安，甚至会冒出"还是别做爱了"的想法，因为根据网上的言论，这些方法都太冒险或者太复杂了。其实你应该去找你信任的妇科医生，向医生咨询最适合你的避孕方法。我们妇科医生很乐意就各种选择进行讨论，但我们通常从服用避孕药说起，这是最常见的一种激素避孕法。

现在，我要对有关避孕药的最常见的谣言进行澄清。这些谣言从多年前就开始流行，由妈妈传给女儿、理发师传给顾客，在学校女学生之间传来传去，到了健身房更衣室里就被传得更邪乎了。

十大有关避孕药的谣言：

（1）避孕药会让人不孕；

（2）避孕药会让人变胖；

（3）不能长期服用避孕药；

（4）应该经常更换避孕药；

（5）应该时不时地间断性服药；

（6）如果服药期间月经很少甚至不来月经，就说明身体出问题了；

（7）有些避孕药比其他避孕药危险得多；

（8）避孕药会致癌；

（9）避孕药会对人体造成长期损害；

（10）不能连续服用避孕药，因为那样就不会来月经了，身体就被堵住了，无法排毒了。

你可能会想，这些言论之所以会传开，总归有些道理吧，要不然怎么会流传得这么久呢？事实上，这些言论中隐藏的被扭曲的事实和女性对自己身体的误解实在是太多了。这些谣言之所以会流传这么久，其实是因为多年来大家都没有理性和认真地对待这些问题。亲爱的读者，我将在本章中向你公正地介绍各种避孕法的利弊，既不美化它们，也不妖魔化它们，以便你自己做决定。让我们先来简单了解一下避孕药的知识，之后再了解其他激素避孕法。

20世纪60年代，第一代避孕药出现在市场上，这被视为女性解放的里程碑。当时避孕药中激素的含量真的很高，大约是今天的5倍，且当时的避孕药有很多副作用，但它的出现确实为女性提供了一种完全不同的生活方式，顺应了当时女性想从家庭生活中解放出来的风潮。有了避孕药，女性可以决定自己是否要怀孕，或者干脆选择不怀孕。是否要怀孕这件事完全掌握在女性自己手中，这为她们的家庭规划和职业规划打开了一扇崭新的大门。自从避孕药出现后，有更多的女性开始从事科研工作，工作时间也相应变长，女性有更多高薪职业可以选择，比如医生或者律师。虽然第一代避孕药的副作用很多，但大家还是争相购买。[54]

20 世纪 70 年代，制药公司降低了激素的含量，当代使用的第一代避孕药出现，副作用减少了很多。自此之后，避孕药中激素的含量变得越来越低。避孕药主要包含 2 种成分。

（1）乙炔雌二醇，一种经过化学修饰的雌激素，简称炔雌醇。

（2）合成孕激素。这里指一类经过化学修饰的孕酮分子，附加的基团赋予了它们超能力。这类孕酮分子又被分为不同的种类，但都属于合成孕激素，只是因具有不同的超能力而有各自的应用领域，就像具有超能力的蜘蛛侠、隐形人和海王一样。有的合成孕激素具有抗脱发的功能，有的则能够缓解水肿。我在后文将详细介绍。

避孕药中起主要作用的成分是合成孕激素。合成孕激素是具有超能力的孕酮，因为它们能抑制排卵，在宫颈口形成十分黏稠的黏液栓。这样，精子就被拦在紧闭的"大门"之外，无法继续前进。

乙炔雌二醇则负责稳定月经周期，也就是确保女性不会出现不规则出血的症状。要理解避孕药是如何干预女性的月经周期的，请回忆一下第七章的内容。

女性在月经周期的中期会排卵。在后半期，女性体内的孕激素水平相对较高，因为子宫在等待受精卵时，破裂的卵泡（形成黄体）会产生大量孕激素。如果受精卵到达子宫并成功着床，孕激素会继续保持在高水平；如果没有迎来受精卵，子宫内膜就白做接待的准备了，血液中的孕激素水平随之降低，月经随之而来。

避孕药就是运用了这个原理：给身体施以大量合成孕激素，让身体以为主人怀孕了，从而抑制排卵。因此，人们通常把避孕药的原理简化为：避孕药"欺骗"身体，让它以为主人怀孕了。

※ 原来如此

女性如果服用避孕药长达数年，长期让身体误以为主人怀孕了，并不会影响自己的生育能力。避孕药让女性的月经周期进入"飞行模式"，就像我们在旅行中把手机调成飞行模式一样。停药意味着女性关闭了飞行模式，再次开始接收信号，几个月后一切就会恢复如初。女性的生育能力与服用多久避孕药一点儿关系也没有！

避孕药中的激素取代了内源性激素，卵巢不再被垂体（还记得博斯利吗？）刺激，进入"待机"状态。与恒温器的原理类似

激素避孕法——服用避孕药及其他

的是，垂体和下丘脑从血液中接收到"激素已达目标值"的反馈信息后，就开始"按兵不动"。如果卵巢处于"待机"状态，我们是可以在超声影像中看出来的，因为它会变得非常小。这不是它出了什么问题，是可逆的。

服用避孕药或使用其他激素避孕法避孕也可能产生一些令人讨厌的副作用，而且暗藏着一些危险。我将在后文详细讨论这一点。现在，我们先来看看避孕药的优点吧：

- 减少出血量；
- 缓解痛经；
- 治疗痤疮；
- 控制脱发；
- 子宫内膜异位症的症状得到控制；
- 多囊卵巢综合征患者因此能够正常来月经；
- 控制和调节月经；
- 避孕。

大多数短效避孕药是 21 片装的。你需要连续吃 3 周时间，每天在同一时间吃，当药片见底时，停药 7 天。

停药期间会来月经。准确来说，这不是来月经，而是激素撤退性出血现象。你必须明白一点：只要吃避孕药就不会有自然的月经周期，一切都交由避孕药决定和控制。即使来月经了，时间也可能有所不同：可能是在停药初期、中期甚至后期，具体与当月的避孕效果毫无关系。

✳ **原来如此**

在 7 天的停药期间流血并不是来月经了，而只是激素撤退性出血现象。如果你停药期间会出血，且不继续吃的话也不来月经，那可能是卵巢功能衰退所致。你如果想要孩子，这可能是个问题，需要去医院确认。

停药 7 天其实不是必需的，现在人们才明白，这是制药公司的营销噱头，因为很多女性认为自己一直不流血是不正常的。因此，你如果愿意，可以一直吃避孕药，不用停，比如你想推迟经期，或者在停药期间出现诸如偏头痛、痛经或长疱疹等问题。

服用避孕药对身体有影响吗？基本没有。与保持体内激素水平稳定相比，一会儿吃药一会儿不吃药给身体带来的压力要大得多。从理论上讲，你可以一整年都吃避孕药，每年停药 7 天。不过，大部分女性选择每 3~4 个月停药一次，其间，有人会出现不规则出血的症状，这是身体想慢慢出血的信号。这不代表身体状况很糟糕，但是如果不停药，这种症状可能反复出现。如果我的病人遇到这种情况，我会建议她停药 7 天，而不是等把这个月的避孕药都吃完（停药 7 天后，不规则出血的症状就得到控制了）。

无论何时，对身体来说，保持激素水平稳定都比经常停药要好得多。因此，不要觉得身体需要休息就想当然地延长停药时间，或者轻易换掉效果良好的避孕药。不要无缘无故地对获胜的队伍进行人员调整——避孕的时候也是。

※ **原来如此**

如果在 7 天的停药期间你的出血量很少，或者干脆没有出血，这可能是因为在激素的影响下，你的子宫内只积聚了少量子宫内膜。这不代表你怀孕了，或者不孕，只能说明这种避孕药的效果很好！当你完全停药后，你会在 4~7 个月的过渡期后恢复正常的月经周期。

避孕药都有哪些副作用？服用避孕药后，女性血液中游离睾酮的水平降低了，性欲可能因而被暂时扼制。因此，连续服用避孕药数年的女性可能感觉自己像个中性人，对性完全没兴趣。如果遇到这种情况，你可以停药数月，看看性欲是否会增强。其他典型的副作用还有不规则出血、情绪波动、乳房胀痛、头痛甚至偏头痛等，但是吃避孕药并不会导致肥胖。[55]

※ **原来如此**

服用避孕药会让人长胖？并不会！在过去的几年里，有好几项研究的结论都表明，吃避孕药不会让女性变胖！ [56]

激素含量过高的避孕药可能导致水肿，这一点服药者在称量体重时就会有所体会，但增重一般不会超过 1 千克。也不能服用激素含量过低的避孕药：除了不规则出血外，持续服用激素含量过低的避孕药会导致阴道黏膜变薄，从而造成性交疼痛。如果你遇到这种情况，我建议你停药一段时间，看情况是否有所好转。还有一些症状，比如消化不良、味觉失灵、胃痛、皮肤病变甚至性格改变等在停药后也会消失。如果你在服药期间身体出现了一些原因不明的问题，可以停药 3~4 个月，看情况是否有所好转。

✳ 原来如此

　　有时你可能被告知服用的避孕药激素含量过低，这是不是意味着这种避孕药无效呢？不是的，别惊慌。避孕药中起避孕作用的合成孕激素的含量其实相同，不同的是雌激素的含量。如果雌激素含量过低，可能引发不规则出血或其他问题，但避孕效果不变！

　　多年以来，如果你一直服用同一种避孕药且对它的耐受性良好，但某天突然出现了一些症状，你可能无法理解。这可能是由多种因素引起的。当你承受巨大压力时，避孕药的代谢方式可能发生改变。包括患病或做手术在内的任何形式的压力都可能影响身体对避孕药的耐受性，还会决定女性在停药期间是否会出现不规则出血或头痛等症状。但是，如果服药期间持续出现某种新症状，别忘了，人的身体是会随着时间改变的。30 岁的身体和 18 岁的身体肯定是不一样的。如果出现了意想不到的症状，而且这些症状无法自行消失，就去咨询医生，看是否该换一种避孕药。

根据雌激素的含量，避孕药被分为 XS、S、M、L 这 4 种型号，分别对应着 15 微克、20 微克、30 微克、35 微克的乙炔雌二醇。哪种避孕药最适合你，取决于你的体重和年龄，最重要的是你得先试试。如果是年轻女性，我会让她们先开始服用雌激素含量为 20 微克的避孕药，然后观察情况。这些型号的避孕药中合成孕激素的含量相同，只是分为不同的类型，每种类型的孕激素具有不同的功能，就像我在前文提到的那样。此外，避孕药因其中孕激素的不断改进而被划分为第一至第四代。第一代和第二代避孕药中的孕激素都是简单分子，比如炔诺酮、氯地孕酮和左炔诺孕酮等，除了起避孕作用外，还能改善皮肤和缓解痛经。第三代和第四代避孕药中的孕激素更加多样，有地屈孕酮、屈螺酮和地诺孕素等。随着技术的迭代更新，具有新型功能的避孕药进入市场，除了能避孕外，它们还能治疗痤疮、脱发，帮助身体消除水肿。虽然这些新型避孕药因附加功能多样而看起来不错，但也存在弊端。服用第三代和第四代避孕药导致血栓形成的风险是服用第一代和第二代避孕药的 2 倍。[57] 服用含有乙炔雌二醇的避孕药或多或少都会有形成血栓和中风的风险，避孕药中乙炔雌二醇的含量越高，风险越大。低含量的乙炔雌二醇和左炔诺孕酮的组合对人体的副作用似乎最小。但即使如此，服药的风险也是不服药的 2 倍。

没有一种药是 100% 安全的。你要弄清楚自己是否属于血栓病高危人群。如果不属于，那有必要只是因为担心形成血栓而换药吗？不过，如果你属于高危人群，情况就不同了。因此必须视自己的情况而定。你如果吸烟、超重、超过35岁且患有有先兆偏头痛，或者你的家人中有在较年轻（50岁以下）时得过原因不明的血栓病和中风的，就得考虑换一种避孕方法了。

不过，即使避孕药没有任何副作用，吃避孕药也可能导致形成血栓。血栓通常发生在服药的第1年。不过发生这种情况的概率很小。一项大型研究显示，每10万名服药者中每年会有21名中风、10名患心肌梗死[58]、1名患致死性肺栓塞[59]。

不过，如果你不幸中招了，那么任何统计数据对你来说都毫无意义。血栓可能在腿部、心脏或肺部形成，发病迅猛，甚至可能致命。中风可能导致大部分脑组织坏死，造成永久性残疾，比如说话和行走困难，甚至也可能致命。因此，你如果超重、吸烟或者具备其他诱发血栓的因素，那么一定要认真确认所服的避孕药适合自己。

小贴士

手术后须静卧休养的女性形成血栓的风险将增加，特别是腿部或膝盖做过手术的女性，手术部位都有可能形成血栓！因此我建议，安全起见，手术前和恢复期应尽量避免服用避孕药。

如果需要乘坐长途飞机，我建议你最好多喝水。我总是在机场买些水，并把水带到飞机上。另外，每小时都站起来走几步也是很有益的。你还可以穿医用弹力袜，尤其是在孕期！

避孕药还会给肝脏造成负担，因此患有肝病的女性不能服用避孕药，即使你的肝脏没问题，如果你长期服用避孕药，也应该定期检查肝功能。有一种避孕药中的雌激素是天然雌二醇，这种成分对肝脏的危害没有那么大，但根据我的经验，这种药无法保证月经周期100%稳定，因为天然雌二醇没有乙炔雌二醇功效好，因此可能在某些时候造成不规则出血。如果你觉得无所谓，可以试试这种避孕药，也可以在围绝经期服用该药，以在避孕的同时起稳定激素水平的作用。

直到今天，人们仍然不知道避孕药会多大程度地诱发乳腺癌。好几项研究显示，服用避孕药的女性乳腺癌的发病率比不服药的高。但是，也有越来越多的证据表明，只要停药，风险就会减小，而且停药越久，风险越小。此外，避孕药似乎能降低卵巢癌、子宫内膜癌和肠癌的患病风险。[60, 61] 服用避孕药的女性患宫颈癌的概率似乎更大，但这是由性交过于频繁（以及感染HPV）引起的，还是由服用避孕药引起的，目前仍不清楚。对避孕药耐受良好的女性不仅能有效避孕，而且大多拥有光洁的皮肤和美丽的秀发，当然也可能存在一定的出血现象。

因为存在各种风险和副作用，避孕药被有些人视为极其危险的药物。但是，这种药如果适合你，就不危险！狗可能很危险，也可能非常可爱。你需要权衡避孕药的风险和自己的体质，如果适合你，那就太好了。不要因为听说有人因吃避孕药而产生并发症甚至死亡，就盲目拒绝所有避孕药。

智慧指数——珍珠指数

　　即使认真服用避孕药、正确使用避孕工具，也可能意外怀孕。就是这么不可思议！于是人们引入"珍珠指数"，用它来描述这种妊娠的可能性，表示某种避孕方法的可靠程度。珍珠指数是指每 100 名女性使用某种避孕方法避孕 1 年所发生的妊娠数。若珍珠指数为 1，即如果 100 名女性使用某种避孕方法避孕 1 年，有 1 名发生意外妊娠。数值越低，可靠性越高。激素棒的避孕效果最佳，它的珍珠指数为 0.08。女性放置含孕激素宫内节育器或男性结扎的话，珍珠指数为 0.1（即 1 000 名女性使用某种避孕方法避孕 1 年，有 1 名意外怀孕）。避孕药的珍珠指数为 0.1~0.9，这里把服药不当的情况也算了进去。避孕套的珍珠指数为 2~12。为什么会这样？接着看下文吧。

　　避孕药在什么情况下可能失效？严重腹泻可能导致药效不佳。不过，研究显示，即使你服用了治疗膀胱或鼻窦感染的普通抗生素，避孕药的药效也不受影响！一种名为"利福平"的抗生素是例外 [62]，但这种抗生素使用范围很小。在极少数情况下，有些女性在服用青霉素后体内激素水平有所波动。[63] 不幸的是，只有当你意外怀孕时，你可能才发现自己是那极少数人中的一个。但这到底是因为服用了青霉素，还是你本身就是那种即使吃避孕药也会怀孕的体质，没人知道。

　　那些不想每天吃避孕药但是想避孕的人，可以尝试上阴道避孕环。这是一种插入阴道的硅胶环，会慢慢将激素释放到阴道黏膜中。阴道避孕环需要在阴道中放置 3 周。在此期间，不要担心运动会使阴道避孕环脱落，也不要担心阴道避孕环会在你拉肚子时被排出去。3 周后取出阴道避孕环，你就会来月经了。如果有必要，你也可以不将阴道避孕环取出，比如在旅途中时。如果觉得在做爱时阴道避孕环会碍事，你可以把它拿出来，不过也不是必须拿出来，毕竟大部分男人感觉不到它的存在。阴道避孕环有时会导致白带增多，因此有的女性可能选择使用避孕贴，它们的原理是一样的。

停止服用避孕药（以及取出阴道避孕环或揭下避孕贴）后，你可能很久都不会来月经。如果你想怀孕，这确实令人不安，但是除了耐心等待，你别无他法。避孕药让卵巢进入"待机"状态，处于"飞行模式"，就像被冻住了一样。停药后，身体需要先唤醒卵巢，将卵巢解冻，这得花一些时间，这段时间过后一切将恢复如常。激素波动有时是无法预测的，因此你在停药后可能突然长痘痘、脱发或者出现其他莫名其妙的副作用。但是别担心，这些都是暂时的，总会过去。

※ 原来如此

一个人可以连续吃多长时间的避孕药？不会吃着吃着就不孕了吧？不会的。我再强调一遍：不会的！避孕药只是让系统暂时"冻结"了，正如我们已经知道的那样，让卵巢进入了"飞行模式"。虽然身体不会像手机一样能够在关闭飞行模式后立即收到信号，但是它完全记得自己的任务。一段时间后，身体会将激素系统调节到与主人当前年龄相符的状态。无论如何，卵巢开始正常运转、"大姨妈"定期到访都是需要时间的，这个时间可能长达 7 个月。放松心情，耐心等待吧。即使服用避孕药多年，也不会对激素系统造成永久性损伤。你可以连续吃几年，甚至几十年，停药后也能怀孕。如果在停药后出现不孕的问题，这可能是由输卵管阻塞或卵巢功能自然衰退造成的（你即使不吃避孕药，也可能存在这些问题），也有可能是到了年纪，许多卵细胞已经过了保质期。

存在一个确定的停药时间吗？存在岁数太大了不能吃避孕药的情况吗？有时是的，但也不一定。很多女性之所以长期服用避孕药，是因为想要定期来月经，并且这样做也可以缓解身体进入围绝经期的不适。但是，形成血栓的风险会随年龄的增长而增加，因此，我建议女性从某个时间开始停止服用避孕药，并观察身体对激素的真正需求。

危机管控

前一天忘了吃避孕药，该怎么办呢？服药窗口期有 12 小时。如果超过 12 小时，请执行以下操作：

（1）多吃 1 片药（是的，当天吃 2 片药，而不是 1 片）。

（2）如果处于一个疗程的开始阶段或中间阶段，请使用避孕套避孕。

（3）如果一个疗程快结束了，可以提前停药（提前2~3天），然后等待"大姨妈"到访——其间还是要使用避孕套避孕。停药7天后，再重新开始吃。

（4）保险起见，发生意外后5天内，在普通药片的基础上加一片"事后药"[①]。

遇到其他难以预测的意外时也要以相同的方式处理。如果你拉肚子了或者呕吐了，不确定避孕药是否被排出去了，那么在这个月经周期余下的日子里，请用避孕套避孕！下一个月经周期到来后一切就又重新开始了，你就可以放轻松了。

除了雌孕激素联合避孕药外，还有只含有孕激素的迷你避孕药。早期的迷你避孕药的主要成分为低含量的左炔诺孕酮，女性必须每天在某一精确的时间服药，但常常无法有效阻止排卵。新一代迷你避孕药的主要成分为去氧孕烯，它能更好地抑制排卵，因此药效更强。和雌孕激素联合避孕药一样，女性可以每天在同一时间（早上或晚上，比如在刷牙后）服用新一代迷你避孕药。女性可以每天服用迷你避孕药，中间无须停药，那些因某些原因不能摄入雌激素的女性想避孕时可以服用这种避孕药。

---

① 这里的"事后药"指的是第二代"事后药"，有效成分是醋酸乌利司他。醋酸乌利司他可用于120小时（5天）内无保护性交或避孕失败的紧急避孕，且避孕效力不会随用药时间的延迟而下降。目前我国未上市。国内常见的紧急避孕药的主要成分是左炔诺孕酮，需在性交后72小时内尽早服用。——译者注

此外，迷你避孕药还适合哺乳期的女性服用，因为它不会影响母乳的分泌，也不会影响母乳的成分。每天服用迷你避孕药可能导致月经不来或月经不规律。迷你避孕药确实因不含雌激素而使很多女性受益，但也正是因为不含雌激素，迷你避孕药有一个典型的副作用，那就是不规则出血。服用迷你避孕药的女性可能在任何时候出血，且出血量和时长也都不固定。当然，其他孕激素避孕措施也有这种副作用。除了迷你避孕药，女性还可以通过放置含孕激素宫内节育器、埋植激素棒和注射避孕针避孕。

❋ 原来如此

总有谣言称女性即使正常来月经了，也有可能怀孕了。我在此郑重声明，这是不可能的。如果你"下面"在流血时被确认怀孕了，那么流的血并不是经血，而是怀孕早期出的血，且出血量没有经血量那么大，出血也没有规律可言。放置在子宫内的含孕激素宫内节育器会持续释放孕激素，根据不同型号，可以在子宫中放置 3~5 年不等。孕激素的持续释放会让女性的月经在初期正常，之后变得不规律，甚至从某刻开始完全停止。少数女性可能在几个月内都不得不忍受讨厌的不规则出血，但大部分女性会在几个月至几年内完全不来月经，并感觉良好。

含孕激素宫内节育器通常于女性月经期被放入宫腔，放置时大多不需要进行麻醉，就像放置含铜宫内节育器一样，这个过程会造成 1 分钟的疼痛。但是每个人的情况不一样，有的人可能疼到昏倒，而有的人可能连眼睛都不眨一下。经验表明，大部分人的情况介于这两者之间。含孕激素宫内节育器非常适合月经出血量大和痛经的女性使用，但它也可能产生很多副作用。除了不规则出血外，还会导致使用者脱发、长痤疮、情绪波动、阴道黏膜变薄、性交疼痛和性欲减退。

激素棒的作用和副作用都和含孕激素宫内节育器的类似，但它的优势在于珍珠指数非常低。激素棒其实是一种含有一定量孕激素的硅胶囊管，将激素棒植入上臂皮下即可（所以这种避孕方法也被称为"皮下埋植避孕法"）。植入过程非常快，但如果植入得比较深，取出时会比较麻烦，需要进行局部麻醉。但这种情况很少发生。激素棒的有效期为 3 年，3 年后必须更换。

避孕针适合所有需要确保避孕万无一失的人。因为避孕效果很好，注射避孕针成为很多性交频繁的男性为女伴选择的首要避孕方法，因为他们不想被认为是控制狂，所以避孕对他们而言很重要。避孕针可以采取肌肉注射或皮下注射，必须每 3 个月注射1 次，不能延迟。

除了我们已经知道的孕激素避孕法的副作用外，注射避孕针还有一个副作用，那就是让人增重，这是多年来人们发现的唯一会让人增重的避孕方法。[64]

那些长期使用孕激素避孕法避孕的女性，一直都没能给身体提供足够的雌激素。了解这一点很重要，尤其是那些从很年轻的时候就开始吃避孕药的女性，长期缺乏雌激素会引发各种问题，比如骨质疏松和阴道黏膜变薄。如果你还不到 20 岁，那我建议你连续服用迷你避孕药不要超过 7 年，以免影响骨骼的稳定性。从 30 岁开始，你可以一直用这种方法避孕，但也不应该把各种风险抛之脑后，应该定期咨询医生，看看是否需要做出改变。

非激素避孕法——使用避孕套及其他

很多女性会寻求其他避孕方法，特别是当她们对激素避孕法感到厌倦时。要么是她们已经试过了各种避孕药，但它们都不适合自己；要么是她们因为某种原因想停药，比如已经没有需求了，或者觉得"能不吃药就更好了"。

要想进行非激素避孕，要么阻止精子和卵子相遇，要么通过制造障碍毁掉它们的"约会"。经典的方法当然是使用大家都熟知的避孕套啦。避孕套便宜又实用，使用它还能预防性病。但它的珍珠指数在 2~12 之间，相对较高。我的朋友、来自德国汉堡的凯·比林（Kai Bühling）教授在做一项研究时，向学生就避孕套的使用情况进行匿名问卷调查，调查结果显示有 30% 的男生曾经至少有 1 次在避孕套破了的时候没有告诉自己的女伴！因此，考虑到还有那么多新型避孕方法，只用避孕套没那么保险。

我的天哪！

一项调查结果显示，有 30% 的男性曾有过在避孕套破了的时候没有告诉自己的伴侣的经历！

那些厌倦了在固定关系中用避孕套的人，也可以使用铜线圈、铜链或铜球宫内节育器等含铜避孕用品。这些含铜宫内节育器中的铜离子能阻止精子前进。即使受精成功，作为东道主，子宫壁也将对受精卵摆出不欢迎的态度。

许多人认为还没有生过孩子的女性不应该使用铜线圈宫内节育器，但如今的情况已大不相同。在 20 世纪七八十年代，铜线圈宫内节育器还很大、很硬，医生得在没有超声影像辅助和缺乏先进诊断方式的情况下将它置入子宫。如果你看到当时的那种铜线圈宫内节育器，就会明白为什么它会引发炎症、使人有异物感了。直到现在，我偶尔还能从一些病人身上取出这种铜线圈宫内节育器，它们就像 90 年代的大哥大一样又大又笨重。现在有不同大小的铜线圈宫内节育器供女性选择，以便与不同大小的子宫相适。可以先测量一下子宫的大小，看看哪种大小的产品适合自己。

※ **原来如此**

所有人都能使用铜线圈或铜球宫内节育器，包括还未生育的女性！

铜线圈宫内节育器呈 T 形，其中主体部分缠有一圈细铜线，上臂则由柔软的医用塑料制成，以适应诸如月经期子宫的运动。然而，即使是最小的宫内节育器，很多女性在放置后也会出现诸如持续性疼痛或痉挛等问题。

众所周知，未生育女性的子宫直径比已生育女性的要小 [65]，经血量相对也更大。因此，我建议经血量大、有痉挛史以及患有子宫内膜异位症的女性不要放置铜线圈宫内节育器。这类女性可以放置含孕激素宫内节育器，因为这有助于减少出血甚至能让她们不出血。铜链宫内节育器是铜线圈宫内节育器不错的替代品，内置于子宫后，铜链只是松松地挂在子宫里，像吊灯一样吊在子宫的"天花板"上。除了女性子宫肌层不能太薄外，装这种东西还要求医生经过特殊的训练。放置铜链宫内节育器后，大量出血和持续性疼痛的情况会迅速得到缓解。相信如果医生水平到位，安装得当，铜链宫内节育器会受到很多女性的追捧。

铜球宫内节育器则不需要吊在子宫壁上。它在进入子宫时呈棒状，一旦进入子宫后即弹开，变成球状，就像我们在丹麦海滩度假时使用的那种能自动弹开的沙滩帐篷一样。

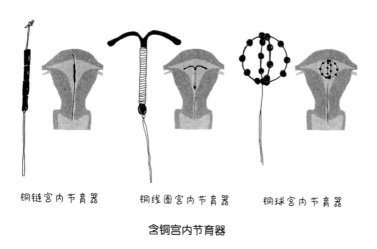

铜链宫内节育器　　　　铜线圈宫内节育器　　　　铜球宫内节育器

含铜宫内节育器

所有宫内节育器，无论是含孕激素的还是含铜的，避孕效果都很出色，可能比避孕药的还强，因为不会发生忘吃或错吃的情况。宫内节育器的避孕效果与女性是否腹泻、呕吐、倒时差无关。如果想要孩子了，女性可以在任何时候把它拿出去。（大部分情况下不疼！）拿掉含铜宫内节育器之后女性可以立刻备孕，因为与避孕药不同，含铜宫内节育器不会影响女性的月经周期。

小贴士

最好选择在月经期的第一天或第二天放置含铜宫内节育器，因为此时宫颈为了让经血通过处于略微张开的状态。但是，女性在月经期格外怕疼，因此在放置前请先服用600毫克布洛芬！

首先要做妇科常规检查，包括超声检查和早孕检测，然后要对阴道进行轻微消毒，接着在宫颈处进行局部麻醉（每个医生的处理方法不太一样），最后在探测了子宫的长度后插入含铜宫内节育器。这可能造成30~60秒的疼痛，你之后就不会有任何感觉了。含铜宫内节育器的尾丝会被剪短，以免碍事。医生放置好宫内节育器后还会通过超声影像看是否放置得当。接下来，这个小东西可以在长达5年的时间中起避孕作用！

怎么取出节育器呢？不用担心，和放置相比，取出过程可谓小巫见大巫。拉住尾丝轻轻一拽，宫内节育器就被取出来了。相比之下，挤痘痘或脱毛产生的痛感是取出宫内节育器产生的 5 倍!

当然，放置宫内节育器这种避孕方法也存在缺点，毕竟相对子宫来说，宫内节育器是异物，它们可能移动或被身体排斥，这就是为什么放置之后要定期做超声检查。它们也可能避孕失败，戴着宫内节育器怀孕的女性也不是没有，虽然这很罕见。在极少数情况下（估计概率为千分之一），宫内节育器（无论哪种）可能穿透子宫壁。这一进程很缓慢，几乎不会造成任何不适，直到你发现自己怀孕了。如果你遇到这种情况，就需要通过做手术将它取出。

就算没有发生任何意外，只要你把避孕方法从服用避孕药换成放置含铜宫内节育器，就要记得你的月经周期又恢复了。这意味着你的皮肤可能变得像服用避孕药之前那样，又开始长痘，而月经也恢复了——经血量和频率都恢复了。

还有很多奇奇怪怪的避孕用品，比如女用避孕套，它看起来像一个塑料袋，我有时会把化妆袋与它弄混。还有一种叫"宫颈帽"（也被称为"阴道隔膜"）的避孕用品，它的样子让人不禁联想到超大尺寸的指套，做爱前将它插入阴道即可。插入宫颈帽时找准位置非常重要，人们通常将杀精剂和它配套使用，在做爱前将它们插入阴道，然后等杀精剂起效。不过，如果做爱是一时兴起或在睡前进行的，那么这种避孕方法就不适用了，很多女性在等待杀精剂起效时就睡着了。这还不是宫颈帽唯一的缺点，它错位的风险很大，所以珍珠指数相对较高，这意味着使用者意外怀孕的风险很大。

我推荐已经下定决心不再要孩子的夫妇做绝育手术，准确地说，是推荐男方做绝育手术。做绝育手术时，医生会在局部麻醉的前提下切开两个小口，并切断输精管。不用担心，这不会影响男性勃起。此外，做完绝育手术后，男性精液的黏稠度、量、气味和味道都不会发生任何变化。男性走进泌尿外科，三下五除二就搞定了，成功绝育之后他就只能"放空枪"了。

如果是女性做绝育手术，那么医生需要对她进行全身麻醉，然后借助于腹腔镜将输卵管切断并结扎。做完手术后，女性至少有 1 周的时间无法工作，此外还存在一定的手术风险：较大的血管、肠道或膀胱受损。

做绝育手术是避孕效果最好的方法。当然也有人在绝育后想要尝试输卵管或输精管再疏通，这种做法不仅费用高，而且鲜少100% 成功。

我个人认为，如果你们夫妇确定不想再要孩子了，那么男方做绝育手术是最优的选择。男性心怀隐忧是可以理解的，这可能是他们第一次被要求在身体上做些改变以达到避孕的目的，况且利刃直指的可是他们最珍贵的部位。不过，与女性相比，做这种选择对男性来说几乎没有任何风险。鼓励男性干预生殖系统以更好地避孕吧，毕竟在这方面我们已经是"老司机"了。

自然避孕法——酷女孩之选

如果你排斥上面介绍的所有避孕方法，还能怎么办呢？是的，你还有另一种选择——自然避孕法（NFP）[①]，了解自己的月经周期的人可以试试。也就是说，前提是你要知道自己可能怀孕的时间段和相对安全的、可以进行无保护性交的时间段。可以每天早上采用基础体温法，即每天早上在同一时间测量体温，来确认自己的排卵时间。排卵后，女性体温会升高 0.5℃。这些方法都需要一定的耐心，特别是一开始时。人们确实可以选择用自然避孕法避孕，但是身体并不完全受我们掌控，也不完全是可预测的，因此我只向那些不会把意外怀孕视作灾难的女性推荐这种方法。这种方法不是 100% 靠谱的，由于只能计算出应该排卵的时间，因此只适用于月经周期非常稳定、没有任何波动的女性。

不过幸运的是，在月经周期监测技术领域，一些令人振奋的创新技术正悄然出现，市场上下一个大趋势，即女性科技健康（FemTech）已经初具雏形。目前，市面上已经出现了佩戴于阴道、耳朵或手臂的小型可穿戴测量设备。这些设备与应用程序相配合，在晚上测量体温，而在白天对测量值进行分析。在这个苹果手机语音助手技术（Siri）已经很成熟、人类已发明出自动胰岛素泵（具有蓝牙连接模式）的时代，专为女性健康研发的

[①] 自然避孕法不等同于安全期避孕。自然避孕法的重点在于监测易受孕期，要求男女双方在女性易受孕期避免阴道性行为。虽然其珍珠指数较低，但由于需要持续测量及观察生理指标，实际操作起来很难。——译者注

智能设备开始出现，这是一件值得开心的事情。很多 FemTech 初创公司都是由女性创立的，目前已经有数百万美元的资金投入其中。这些设备的首要目的是确定女性的可孕期。如果新技术能比夹在屁股里的温度计更准确地告诉我们什么时候处于可孕期，那当然好了！但永远不要忘记，无论采用哪种方法来确定月经周期，都只是人类对自己身体的解读罢了。就像天气预报或者潮汐预警一样，结果可能对，也可能出错。我们的身体喜欢自己说了算。

第九章
乳房——有关这对突起的一切

一眼望去，还有哪个器官比乳房更能体现女性性征吗？一方面，丰满的乳房让女性拥有完美的沙漏型身材，只有和丰乳搭配，小蛮腰才能达到最佳视觉效果。另一方面，乳房在性爱中也扮演着特殊的角色，它们似乎是为了吸引男性才呈现出这样的形态。此外，乳房对女性来说是有用的：正如我在前文所说的，敏感的乳头是阴蒂的"外联大使"，负责唤醒女性性欲。从进化的

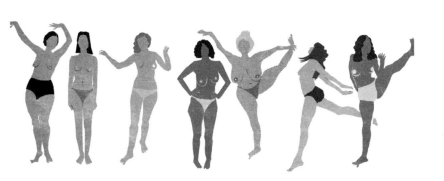

角度来说，乳房最重要的功能是为婴儿提供食物。在没有奶粉也没有奶瓶的地方，妈妈乳房里的乳汁是婴儿存活的保障。此外，乳房还能起抚慰的作用：孩子把头埋在妈妈的胸口后，所有的眼泪就都消失得无影无踪了。是的，乳房功能多样，在女性人生的每个阶段都意义重大。

女性乳房的发育从 8 岁就逐渐开始了，大部分女性 13 岁时乳房基本发育完全。乳房位于胸大肌，由乳腺、乳腺导管、结缔组织和脂肪组成。乳腺和乳腺导管像万寿菊一样围绕着乳头呈环形排列，乳腺主要集中于乳房上方和外侧。

很多女性为自己乳房的大小和形状感到沮丧。有的人觉得自己的乳房太小，有的人觉得太大，有的人埋怨两边的乳房不一样大，有的人不喜欢自己乳晕的大小，有的人则为自己的乳房下垂而感到难过。不过，我认为女性都应该为自己的乳房感到骄傲。

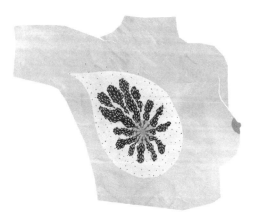

乳腺集中于乳房上方和外侧

为什么不呢？乳房的美学标准其实没有那么严苛：无论是小而圆的乳房，还是皮肤张力适度、完全对称的中等大小的乳房，抑或是丰满的乳房，每种"曲线"都有它独特的美。在我的眼中，所有健康的乳房都是美的。因为乳房健康是每一位女性在人生的某个阶段都要面对的问题，所以这才是我这一章的重点话题。

乳房自查——是果冻型还是大米布丁型?

很多女性的内心深处其实都有点儿羞耻感，她们很少或从来不碰自己的乳房。几乎没人知道应该如何进行乳房自查。如果你自己试着检查一下，可能摸着感觉到处都是结节，很快就会生出一种不祥的预感，总觉得乳房里长了什么东西……

整体来说，有两种类型的乳房：一种乳房摸起来像果冻一样顺滑，一种摸起来像大米布丁一样有很多小疙瘩。果冻型乳房通常不太敏感。无论身体处于月经周期的哪个阶段，果冻型乳房都没什么感觉，经前乳房胀痛? 不存在的。拥有这种类型乳房的女性，乳头被刺激对她们来说也没什么感觉。这样的乳房是柔软的，摸起来无颗粒感。果冻型乳房中的脂肪多于结缔组织。

大米布丁型乳房的情况则完全不一样，我们称这种乳房"更粗糙"或"更具颗粒感"。触摸这种乳房时，能摸到很多结节，它们有大有小，有多有少，各种情况都有。大米布丁型乳房受激素水平的影响很大：在月经周期快结束、月经快来潮时，它们会生出更多的结节，也更肿胀，月经结束后就又恢复原状。这种乳房更容易长囊肿和纤维腺瘤，这些都是乳房中的良性结构，我将在后文详述。

应在月经结束后检查乳房，因为此时的乳房最柔软——不再肿胀，大部分小结节也都消失了（如果是这样，那证明情况还不错）。如果你已经停经了，那我建议你将每个月固定的一天，比如每个月的 1 号作为乳房自查日。即使你几个月才检查一次，也没关系，最重要的是了解自己的乳房，并找到它们变化的规律。最好躺着或站着检查，并且坚持以同一种姿势检查。

那么，应该如何进行乳房自查呢？可以将乳房视为两个时钟，左右各一个。从 12 点钟方向，也就是从乳房最上面开始，将食指和中指并拢，用指腹从乳房外侧向内侧像按压面团一样稍微用点儿力，边按压边移动，就好像交替按下钢琴上相邻的两个琴键一样，仿佛在演奏《大白鲨》的配乐。

如果感觉有点儿疼，那是正常的，不代表乳房出了问题，所以暂时先把疼痛感抛在一边。从 12 点钟方向开始，指腹从外侧向内侧滑动，直到乳晕。你可以用左手查右侧乳房，用右手查左侧乳房，注意始终朝一个方向检查（我个人习惯顺时针进行）。最后，检查一下腋下，看一切是否正常。如果想达到120% 的效果，还可以试着挤压一下乳头，看看是否有液体流出。总而言之，每侧乳房自查的时间大概有 15 秒就够了。

如果你刚去看过妇科 [1] 医生，那么有意识地进行乳房自查是

---

① 我国有专门的乳腺外科。——编者注

很有意义的。这样你才能确切地知道，你能摸到的结节、颗粒以及其他东西是否都是正常的结构。如果你非常了解自己的乳房，一旦它们发生什么变化你立即就能感觉到。

如果感觉不太对劲，也不要惊慌，你摸到的可能只是小腺体、囊肿或硬化的结缔组织。下次经期结束后再自查一下，看看你这次摸到的东西是否还在。良性结构会随着经期的结束消失，恶性的则没那么容易消失。

我们自己可以分辨良性、恶性吗？稍加练习就可以。就拿乳腺结节来说，良性结节的活动度良好，它们与周围组织无粘连，且和谐地镶嵌在组织间。当你来回推动它们的时候也不会引起皮肤凹陷或其他异常。良性结节还经常让人感觉疼痛，尤其是出现囊肿的时候。恶性结节则很少造成疼痛，它们就像石头或杏核一样出现在胸部，与周围组织界限不明显。

当然，判断乳房中东西的性质的工作不应该只由你来做，在月经刚结束或结束几周后，如果乳房中的东西没有自行消失，可以让妇科医生帮忙检查。医生如果对这些东西的性质存疑，会给你安排进一步的检查。

✳ 原来如此

女性乳房上或周围可能存在很多让我们感到厌烦、但基本无害的东西或症状，比如：

- 乳晕中的皮脂腺；
- 乳房上的痤疮或内生的毛发；

乳房自查——是果冻型还是大米布丁型？

- 乳房下方或两乳之间的癣；

- 乳房上的胎记（如果胎记形态发生变化，请咨询皮肤科医生，妇科医生无法解决这个问题）；

- 沿乳腺嵴出现的副乳，不论有无乳头；

- 乳头周围的毛发；

- 脂肪瘤，即活动度良好的脂肪结节；

- 腋窝汗腺发炎、疼痛。

乳房良性病变

乳房中的很多东西会自行出现，然后自行消失。这些东西都是什么？它们为什么会出现？大家肯定还想知道医生是怎么确定这些东西无害的。

乳房最常见的良性病变就是乳腺囊肿。乳腺囊肿摸上去像小球或葡萄，可能造成疼痛或肿胀。据估计，约50%的育龄期女性乳房中有囊肿，且通常是无害的。当乳腺小叶充满液体时，乳腺中就会形成囊肿。乳腺囊肿就像快闪店一样突然出现，4~6周后又消失不见。

原来如此

在绝经前，女性乳房的任何部位长囊肿都是正常的。据估计，全世界约有50%的育龄期女性乳房中有囊肿！

乳腺囊肿就像小气球或气泡膜一样，壁很薄，通常含有澄清的或黄色的液体。它们可以变得非常大，甚至在经期结束后还持续存在。有些人乳房的某个地方总有一个囊肿，有些人的乳房里甚至长满了囊肿。不过，如果单纯是囊肿，没必要做手术，因为它们几乎永远不会恶变，总会自行消失，只不过这个月乳房这个地方的囊肿消失后，下个月可能乳房的另一个地方又长出了新囊肿。

医生如何通过超声影像确定乳房里的肿块是良性的？他们怎么这么肯定？还记得我在提到卵巢囊肿时说过，卵巢囊肿中的液体在超声影像中呈黑色吗？同理，如果超声影像显示肿块中的液体呈黑色且仅呈黑色，那么医生立即就能确定这是无害的囊肿。

乳腺囊肿之所以会出现，是因为即使不在哺乳期，女性的乳腺也会因受到激素的影响而分泌一些液体，这些液体通常会被身体重新吸收。但是，如果腺体分泌的液体过多，或者因乳腺囊性增生等情况结缔组织改变了乳腺导管（详见下文），就会形成囊肿。

几乎只有大米布丁型乳房会长乳腺囊肿。之所以会这样，似乎与激素有很大的关系。如果体内雌激素水平过高，乳腺囊肿可能变大；如果孕激素占上风，它们就会缩小。吸烟和其他不良生活习惯似乎都会促使乳腺囊肿产生。但是，无论乳腺囊肿是大是小，你都无须经常做超声检查，因为它们几乎永远不会恶变。

小贴士

在美国，有一个未经证实的流行的说法，那就是咖啡因会导致乳腺囊肿形成。在美国，人们有时并不能及时去看医生。当女性在乳房中摸到新东西时，她们常常怀疑它是"咖啡因肿块"。于是她们会先戒掉咖啡，看肿块是否会自行消失。我们暂且不管戒咖啡后肿块是否消失，但美国人这种不慌不忙的态度确实值得我们学习！

乳腺囊肿有个"好朋友"叫纤维腺瘤，它们常常一起出现。纤维腺瘤是乳腺中小而结实的结节，几乎不会发生任何新陈代谢，就像一颗花生一样待在组织中。它们通常直径为 0.5~2 厘米，几乎不会恶变。因为乳腺囊肿和纤维腺瘤常一起出现，所以当我在临床上发现了一个纤维腺瘤后，总会再去找找看乳腺里有没有囊肿，基本上一找一个准。

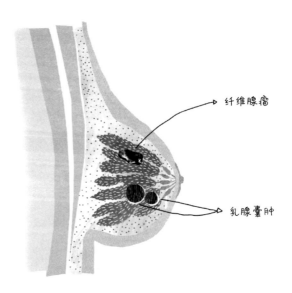

纤维腺瘤

乳腺囊肿

纤维腺瘤和乳腺囊肿就好比混合麦片中的花生和葡萄干：如果混合在一起，它们可能出现在包装的任何地方。纤维腺瘤边界清晰，与周围组织无粘连。有一种特殊的纤维腺瘤，好发于青少年，可能长得非常大，最大的直径有 6 厘米，因此患者需要做手术切除。如果纤维腺瘤边界非常清晰，那么置之不管也是可以的。我们对待已经在乳房中存在很久且大小一直不变的纤维腺瘤和对待乳腺囊肿一样，没必要经常做超声检查，特别是在活检结果表明就是纤维腺瘤的情况下，真正的纤维腺瘤几乎永远不会恶变。

当然，也有那种分叶状或形状不典型的纤维腺瘤。如果超声影像显示肿块呈分叶状或形状不典型，就需要进一步鉴别。任何看起来奇怪的东西在被确诊前都是可疑的。医生此时需要在患者局部麻醉的状态下取样活检，安全起见，组织样本会被送往实验室进行检查。只有在绝对确定的情况下，我才会解除警报。

乳腺囊肿和纤维腺瘤可能以多种形式出现。有时是单个出现，有时则有很多个。

另一种使乳房变硬的非常常见的原因是乳房的结缔组织改变，导致整个乳房就像一袋子鹅卵石一样。人们称这种疾病为"乳腺增生"。患者乳房因有很多结缔组织而像带有大理石纹理的雪花牛肉一样，其中还经常长着乳腺囊肿和纤维腺瘤。乳腺增生的发生主要是乳腺对体内激素刺激的过度反应：月经周期正常的女性，子宫内膜会为胚胎的到来做好准备，而乳房作为将来的营养源也会早做准备。乳房在腺体上建造了新细胞，并让乳腺导管为新细胞提供了养分。如果最后没有怀孕，那么一切都会被撤除，细胞会死亡，然后被清除。这会导致组织变硬，即所谓的纤维化。如果因为受到激素的影响，乳腺导管中形成大量细胞，那么身体可能无法及时清理干净。这种细胞过度生长的情况就是增生。如果细胞开始发生恶变，我们做乳腺钼靶检查通常能发现。如果发生这种情况，无论如何都要进行进一步的检查，例如穿刺取样活检。但是在患有明显乳腺增生的女性中，最多只有 5% 的人情况会发生恶变。有人可能想知道乳腺增生患者患乳腺癌的风险是否更大。大约有 70% 的患者病情不会恶化，她们患乳腺癌的风险是普通人的 1.3 倍，只是稍稍增加了。如果仅仅就乳腺导管增生患者的情况统计的话，那么她们罹患乳腺癌的风险是普通人的 1.5~2 倍。这听上去可能有点儿吓人，但如果放眼整个人生旅程中的各种风险，你也就没必要那么害怕了，因此无须采取干预措施。

如果出现了异常增生，医生需要对患者进行穿刺取样活检，接着病理学家会在显微镜下检查活检细胞中是否存在异常的细胞，即非典型细胞。如果在检查中发现了非典型细胞（5% 的乳腺增生患者会发生这种情况），那么患者罹患乳腺癌的风险将增至普通人的 4~5 倍。[66] 这种类型的病灶是一定要彻底清除的。有医生提出在患者有非典型细胞的乳腺导管中预防性给药，以抑制乳房中的激素受体。这些药有很多副作用，而且本身就可能致癌，因此你在用药前一定要慎重权衡利弊。

原则上我们不切除乳腺囊肿或纤维腺瘤，尤其是乳腺囊肿，因为它下个月又可能出现在乳房其他地方。此外，乳腺增生也是无法治愈的，但患者可以通过很多方式改善症状，均衡饮食、运动和保持健康的生活习惯都对乳房有积极作用。即使你这样做无法彻底摆脱乳腺增生，也无须太担心，毕竟绝经后一切都会恢复如初，大部分症状会自行消失。

乳房疼痛是一个经常让很多女性辗转反侧的症状。单侧或双侧乳房疼痛无疑让人冒出去医院的念头，但99.99%的乳房疼痛其实都是无碍的，真的！乳腺增生和乳腺囊肿会导致乳房疼痛，水肿也会。大米布丁型乳房更容易发生疼痛，因为它们对激素的波动非常敏感。根据我的经验，大部分乳房疼痛发生在左侧乳房，但也可能两侧都疼，而且最常见的痛点是乳房上方和外侧接近腋窝的地方，因为这些地方乳腺最密集。

✳ **原来如此**

一侧或双侧乳房疼痛99.99%的情况是无碍的！乳房疼痛大多发生在乳房上方和外侧接近腋窝的地方。

受激素影响，乳房疼痛可能越来越严重，且持续更长时间。怀孕自然会导致乳房疼痛，压力也会通过乳房疼痛表现出来，这是因为皮质醇水平的升高会扰乱女性激素系统。最好观察一下下一个月经周期里乳房疼痛是否有所好转。如果已经绝经，或者疼痛感一直没有消失，可以外用孕激素凝胶，在大多数情况下，疼痛会在2~3天后完全消失。

乳头溢液也是一个无碍的症状。出现这种现象的原因有很多种：单侧溢液可能是因为乳腺囊性增生，囊液从乳腺导管排出；如果流出的是血性液体，大多是因为长了乳头状瘤，即乳腺导管内的良性增生物，但真正的诱发因素至今不明。乳头状瘤有较小的癌变风险，因此必须通过手术切除。双侧乳头都流出浑浊的液体可能意味着血液中泌乳素（促进母乳分泌的激素）含量过高。这种情况相对常见，可能是长了很小的垂体良性肿瘤的提示。这种泌乳素瘤还会引起月经不调和不孕，因此人们会试图通过服药将其缩小。遇到这种情况可以去内分泌科就诊，做颅脑磁共振检查可以确诊。

在断奶后，有些女性在挤乳头时仍会有乳汁流出，这是因为她们的"奶吧"还没有完全关门。这没什么问题，除非它对生活造成了严重的困扰，否则不需要干预。

乳房也可能发炎，人们称之为"乳腺炎"。当周遭细菌在乳腺导管中"迷路"时，就会引发乳腺炎。这种情况在母乳喂养时经常发生，尤其是在妈妈承受很大的压力、乳汁无法很好地排出时。不过，非母乳喂养的乳房也可能出现这样的问题，细菌也可能通过乳头上的裂缝直接进入乳腺。吸烟的女性更容易患乳腺炎，一方面是因为她们免疫力低下，另一方面是身体试图排出所有毒素，而乳腺导管也是其中的一个排毒路径，这让细菌有机可乘。

乳腺炎通常表现为乳房红肿、疼痛、变硬。你必须早点儿采取行动，否则就得通过做手术排空脓腔了。服用抗生素，休息和保持冷静、冷静、再冷静都是不错的治疗方法。

如果不用进行母乳喂养，我建议乳腺炎患者在炎症稍微缓解后立刻再次进行超声检查和乳腺钼靶检查，以排除患罕见的炎性乳腺癌的可能性。这是一种恶性程度很高的乳腺癌，会把自己伪装成乳腺炎。

乳腺癌

在我的诊所，每隔几个月就会出现以下场景：我为病人做常规癌症筛查，做的过程中大家有说有笑，但气氛突然凝固，因为我在病人的乳房中发现了一些可疑的东西。

如果超声影像中的病灶看起来不太友好，我会直截了当地告诉病人，然后我们会做进一步检查。如果是恶性的，那么在超声影像中会特别明显。你可能会问，现在医生还会不会美化事实，甚至说善意的谎言。我可以告诉你，现在没人这样做了，医生都非常直接，良性就是良性，恶性就是恶性。

乳腺癌的高发年龄是 50~70 岁，这也是这个年龄段的女性每两年就要做乳腺钼靶检查筛查乳腺癌的原因。但光是这个年龄段的女性这样做还不够！据估计，30% 的乳腺癌会发生在更年轻的女性身上。在德国，每位妇科医生都遇到过年龄在 30~40 岁的乳腺癌患者，甚至更年轻的都有。只有 10% 的乳腺癌患者有家族遗传病史。据估计，每 9 名女性中就有 1 名会患乳腺癌。乳腺癌是女性最常见的癌症类型，但不是致死率最高的——致死率比乳腺癌高的有心血管疾病、痴呆和糖尿病。

✳ 原来如此

没有乳腺癌家族遗传史，就可以高枕无忧了？这可能只是因为家里还没人患过乳腺癌，并不代表你患乳腺癌的风险就一定小，只有 10% 的乳腺癌患者有家族遗传病史！

乳腺癌这个话题太大了，三言两语很难说清楚。但是，我们都应该知道，还是可以采取一些措施进行预防的。事实证明，有意识地控制饮食、运动、避免超重、不酗酒有助于减小患乳腺癌的风险。[67]

如果使用激素替代疗法预防，我建议你不要使用人工合成制剂，因为它已经过时了，只要自身的情况允许，还是选择使用生物同质性激素更好。

关于含铝的除臭剂是否会诱发乳腺癌，至今尚无定论。这种怀疑有其合理性，因为乳腺癌最常出现在乳房的上外部靠近腋窝的地方。[68] 但是，这到底是因为大部分西方女性习惯于使用除臭剂，还是由于那里的乳腺小叶最多，至今尚无定论。现在市面上已经有了不含铝的除臭剂，大家还可以选择另一种完全不同的止汗方法——在腋窝处注射肉毒素，这样就不会出汗了！没开玩笑，没有比注射肉毒素更安全、更靠谱的方法了。当然，并不是所有人都适合使用这种止汗方法，而且它费用很高。

罹患乳腺癌风险特别大的女性可以服用名为"他莫昔芬"或"雷洛昔芬"的药物进行预防。这些药物会阻断体内的激素受体，因此有很多副作用，比如刺激子宫内膜、增加患子宫癌的风险。

如果有患乳腺癌的近亲，比如姐姐、女儿或在 50 岁之前患乳腺癌或卵巢癌的母亲，可以进行基因方面的咨询，然后可以确定是否有必要像安吉丽娜·朱莉（Angelina Jolie）那样进行基因检测，看你的乳腺癌易感基因 1（BRCA1）和乳腺癌易感基因 2（BRCA2）是否有缺陷。安吉丽娜·朱莉勇敢地切除了乳房和卵巢，因为她发现自己患卵巢癌的风险增加了 70%，而患乳腺癌的风险增加了 50%。我会建议病人这样做吗？其实不会。对于比较年轻的女性，我更倾向于建议她们通过做磁共振检查来进行监测。任何病变在磁共振影像中都无所遁形，因此我建议她们每年定期检查。

小贴士

增加患乳腺癌的风险的因素有：

- 超重；
- 每天饮酒；
- 少吃蔬菜、大量吃肉的高脂肪饮食；
- 服用激素含量过高的雌孕激素联合药物且服用时间过长；
- 乳腺增生伴随细胞过度增生和细胞不典型增生（见前文）；
- 直系亲属得过乳腺癌。

不会增加患乳腺癌的风险的因素有：

- 乳房瘀伤和乳腺钼靶检查；

- 文胸过紧或者文胸有钢圈；

- 乳房大！（无论乳房是大还是小，风险没区别）；

- 乳房假体 [69]；

- 二级亲属在比较高龄时患乳腺癌（遗传性乳腺癌通常在 50 岁之前发作）。

做超声检查还是乳腺钼靶检查？

得了乳腺癌，并不意味着被判了死刑，越早发现，生存率就越高。超声检查、乳腺钼靶检查和磁共振检查都是不错的乳腺癌筛查方法。但是哪种方法更适合你，哪种方法更好呢？

通过做超声检查和乳腺钼靶检查，我们在异物能被摸到之前就能在影像中看到明显的病灶，因此我建议所有 30 岁以上的女性定期（最好每年一次）对乳房进行检查。

可根据年龄判断采取哪种检查方法。对较年轻的女性（50 岁以下，月经正常）来说，做超声检查更合适，因为年轻的乳房更紧致、密度更大，仍能对激素的波动做出反应，而这些特征会让乳腺钼靶检查的结果变得很难解读。在钼靶影像中，致密的组织看起来是白色的，而恶性肿瘤也是白色的。

进行乳腺钼靶检查时，医生先将乳房分别压在两块金属板之间，然后对乳房进行 X 射线照射。这就好比有个胖子非常缓慢地坐在乳房上，以把乳房按平。因此，你如果经前乳房胀痛，最好不要在那期间去做这项检查。

要想在乳腺钼靶影像中看到恶性肿瘤病灶，就好比在 200

米开外的雪堆中寻找一头北极熊。而超声技术可以在乳房中识别很多东西：如果乳房较小或者属于中等大小，超声影像能将乳房里里外外都显示得一清二楚；而对较大的乳房来说，超声检查可能操作起来不太容易，但还是有用的，因为它对乳房是致密的还是松弛的不做要求。无害的乳腺囊肿在乳腺钼靶影像中可能不清晰，因此不好辨别。超声影像中的纤维腺瘤也很好辨别，因为超声技术在区分肿块是囊性还是实性上有优势，而纤维腺瘤是实性的。

不过，乳腺钼靶检查也有优点。乳腺钼靶影像能够显示可疑的病灶，且能显示一种超声影像无法显示的病灶，即所谓的微钙化灶。微钙化发生在乳腺癌早期，通常是恶性病变即将发生的唯一迹象。这是将乳腺钼靶检查作为乳腺癌筛查方法的主要原因之一，所有 50~69 岁的女性每 2 年都应该做 1 次乳腺钼靶检查。配备了数字设备的现代钼靶仪器辐射量非常小，因此没必要因为有辐射大的担忧而拒绝做这项检查。顺便说一句，我认为每年对乳房进行检查是很有意义的，并且从 50 岁开始，女性应该交替进行钼靶检查和超声检查。根据乳房的大小和密度，我建议你在45 岁前后就开始做乳腺钼靶检查。

做磁共振检查是筛查小病灶的最佳方法，这种方法经常被用来检查乳腺癌患者的瘢痕区域。磁共振检查很耗时间，而且很贵，不是广谱性的乳腺癌筛查方法。保险公司也不会为以预防为目的的磁共振检查支付费用，你得自费做，费用通常在400~600 欧元之间。即使家族遗传病史听起来令人毛骨悚然，比如母亲在 39 岁时患了乳腺癌，或者双胞胎姐妹被诊断出患有乳腺癌，保险公司也不会支付这笔钱。不过，我在问诊过程中是一定会问的。

无论是丰乳还是贫乳，都是好乳

很多女性对自己乳房的大小不满意，因此我觉得有必要写这一节的内容。乳房如果非常大，那么会在精神上和身体上给女性造成压力，乳房较重的话甚至可能引发背痛。

想通过做手术缩小乳房的女性都必须克服许多障碍，而且还要自己承担手术费用。在德国，我建议你以降低体重为理由做乳房缩小手术，因为几乎所有保险公司都会对这类手术进行赔付，而且缩小乳房确实能让略微超重的女性体重回归正常。

乳房会随着女性体重的增长、激素的波动和年龄的增加而变大。大家都知道，睾酮对乳房的生长有抑制作用。在女性绝经后，睾酮是三大性激素中最后一种与身体说拜拜的，此后女性乳房就开始变大。很多奶奶辈的患者问我，为什么亲爱的上帝现在给她们一对丰乳，而让她们年轻时胸部像飞机场一样平坦。对此，我只能大胆地猜测：也许是孙子们希望在奶奶温暖而柔软的怀抱中睡觉？要不然该如何解释呢？

虽然贫乳不会给身体造成任何负担，却会让很多女性承受巨大的心理压力。如果你不想为到处都在售卖的聚拢型文胸而感到心烦（乳房小到实在没什么可以聚拢的，唉！），那可能只有植入假体这一种方法了。但是保险公司是绝对不会为这种手术承保的。公众对整形手术依然存在偏见，无论我们妇科医生给相关机构和保险公司提供多少证明，都无法改变公众的这一看法。年轻女性即使因乳房小而羞于去游泳，如果想隆胸，也得自费去做。

尽管有时候避孕药能促进乳房生长，可能你的胸围会因此增大，但我绝不会因为这个就推荐你吃避孕药，因为你很可能乳房还没变大，屁股就变得很大了。

✳ **原来如此**

　　避孕药不一定能使你的乳房变大，因此对乳房增大的渴望不该成为你服用避孕药的理由。

大部分女性的乳房是不对称的，也就是说一侧比另一侧大。如果两侧的乳房差异极大，比如一侧是 A 罩杯大小，一侧是 C 罩杯大小，那还是应该试试做手术的，在德国，这种手术的费用保险公司会赔付。因为如果两侧乳房确实差得很大的话，可能导致脊柱不正。

乳房松弛下垂也会给女性造成压力，这可能由体重迅速下降或雌激素流失所致。母乳喂养也会对乳房造成负担：乳汁充满乳房时，很可能将它涨成 D 罩杯大小，但断奶后乳房就会下垂和变小。是的，没人会事先告诉你这件事，或者你事先根本不想知道得那么清楚。

一种解决方案是通过外科手术去除多余的皮肤，将乳头提升到更高的位置，从而收紧乳房。如果你觉得自己乳房太小，也可以植入假体，但是伤口愈合需要很长的时间。现在还出现了一种自体脂肪隆胸法，即从身体的其他部位，比如大腿处抽取脂肪来隆胸。自体脂肪隆胸手术需要在局部麻醉的情况下进行，而且风险相对较小。这种方法的缺点是成功的案例还不够多，而且通常需要数次治疗才能达到满意的效果。

无论你是否考虑做手术、对自己的乳房是否满意，我都要说两点。

第一，花钱买合适的文胸。如果穿着陈旧、褪色、不合身的文胸，你很难发现自己乳房的美。很多人不知道适合自己的文胸尺寸，觉得自己应该穿 75B，但实际可能得穿 80C。一项研究显示，大约 70% 的女性穿的文胸尺寸不正确！[70] 你要么可能量错了，要么就在 20 几岁量过后没再测量过。如果乳房上部从罩杯脱出，或者文胸不能完全包裹住乳房，那可能是文胸尺寸太小了。你可以去一家内衣门店，请训练有素的店员用卷尺帮你测量。每 6 个月就应该去量 1 次！女性的乳房经常发生变化，最好多找几个型号试试。

第二，你现在已经了解我了，可能知道我要说什么：乳房只要是健康的，都是美的、有用的（比如用于母乳喂养）。无论你的乳房大了、小了或者大小不一，还是下垂了，你都应该确定美化它们是为了取悦自己！对的伴侣应该是你乳房的忠实粉丝，无论它们长什么样。

第十章
比基尼泳裤里的其他居民——
膀胱、尿道和肛门

如果阴道的邻居（比如膀胱、尿道或肛门）出了问题，许多女性也会去找自己信任的妇科医生。但是，这些器官的问题并不属于妇科医生研究的范畴，妇科医生主要专注于研究女性生殖系统疾病。因为这些器官的生存环境比较挤，所以相关科室之间是有交叉的，最好的例子就是膀胱。

专攻尿道疾病的医生是泌尿外科医生。如果我们妇科医生无法解决你的尿道问题，会把你转到泌尿外科去。而如果肛门出了问题，我们会把你转到肛肠外科去。不过，妇科医生也是可以帮你解决其中一些问题的，我在本章中将就此进行讨论。

膀胱和尿道

如果小便刺痛

我至今还能清晰地记起自己第一次出现尿路感染时的情景：

天哪，这是体内着火了吗？当我以为自己尿出来的是纯正的墨西哥辣酱时，第二波疼痛以膀胱痉挛的形式出现了。那时我还在上大学一年级，对尿路感染一无所知。我的家庭医生给我开了抗生素和镇痛药，一天后我感觉有所好转。但是膀胱痉挛仍然持续了数周，我喝了很多蔓越莓汁，偶尔还喝一杯小麦啤酒，以期膀胱恢复平静。

女性经常因为各种原因出现尿路感染。让我们来看看最常见的 3 种引发尿路感染的原因。

（1）性交

女性尿道正好位于阴蒂和阴道之间，这可不是什么好位置。来自"近邻"的细菌很容易抄小道进入尿道，从而引发炎症。这种情况特别容易在进行剧烈的插入式性交过程中发生，也有的年轻人原本想刺激阴蒂，但是因为太性急了，总是不小心将手指滑到尿道外口上去。特别是在男女双方刚建立一段关系、经常发生性行为、试着更进一步了解对方时，细菌很容易进入尿道，在那里定殖，从而使女方患上"蜜月性膀胱炎"。这可能是因为两人刚开始同居，第一次有机会尽情享受鱼水之欢。在初夜前，可能没人会和女性说这些悄悄话：为了防止发生尿路感染，每次性交后都应该去厕所小便，以便将可能趁机而入的细菌冲出去，这一点很重要。

如果发生尿路感染，则必须接受治疗，可以服用效果良好的植物制剂或者干脆服用抗生素。如果感染很严重，我建议服用抗

276

生素 5 天以上，以彻底杀死细菌；如果感染不严重，则可以服用植物制剂。此外，还可以长期服用植物制剂，以起预防作用。有些女性每次性交后都会发生尿路感染。为什么会这样？目前只能进行推测：可能因为性交太频繁了，或者伴侣携带的细菌太多；也可能伴侣的技术有问题，或者"装备"过于精良，刺激到了尿道。我并不知道真相，也无法深入了解这些问题，但我建议所有容易发生尿路感染的人都在症状出现之前采取一些预防措施。可以服用植物制剂，也可以补充甘露糖，这是一种有助于清除细菌的糖类。如果有必要，可以连续服用数周，不会有什么问题的。还有一种可以预防尿路感染的很棒的疫苗，接种疫苗可以让你重新恢复平静。

如果你已经试过了很多种抗生素，但都无济于事，那么必须排除衣原体感染（详见第五章）的可能性。这些"猛兽"大多是通过性接触传播的，即使不在尿道中，也可能引发尿路感染。

（2）雌激素缺乏

引发尿路感染的另一个常见原因是雌激素缺乏。膀胱和尿道与阴道一样，都离不开雌激素。缺乏雌激素，尿道将失去张力，无法正常闭合。这意味着你更容易漏尿，比如刚从马桶上站起来、咳嗽和打喷嚏时。而这道关不紧的"门"给了细菌可乘之机。因此，许多已过更年期的女性常发生尿路感染。解决之道除了抗炎症外，还可以长期在阴道涂抹雌激素软膏。

膀胱和尿道

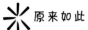 **原来如此**

尿道和膀胱与阴道一样，也依靠雌激素来保持健康！每一位体内缺乏雌激素的女性都会遇到尿路感染反复发作的情况。

大部分女性对此并不知情，因此，当被反复发作的尿路感染折磨得去泌尿外科看病，却发现医生给她们开的是治疗阴道而非尿道或膀胱的药时，她们总是感到很困惑。出于相同的原因，大部分老年女性尿液中存在大量细菌，这导致她们经常无缘无故地尿血。

此外，她们中的大部分人也存在尿失禁的问题。因此，对所有不想尿失禁的女性来说，年老后长期使用雌激素类药物几乎是不可避免的。

（3）脚凉

很多女性会因为脚凉而出现尿路感染，但这是由哪条神经引发的我们就不得而知了。如果你很敏感，那就要注意点儿，不要在飞机上穿人字拖。还有些女性会因为穿湿泳衣导致尿道受凉而发生感染。

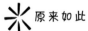 **原来如此**

穿湿泳衣、湿短裤或坐在冰凉的石头上并不会对生育能

力造成影响，也不会对女性生殖器官造成永久性损伤，但会引发尿路感染。此外，厕所其实一直很无辜：没有任何人会因为上了公共厕所而发生尿路感染！

如果一打喷嚏就尿裤子

每次打喷嚏都要夹紧双腿，然后赶紧往厕所跑？跑步前千万不能忘记垫护垫？还想在室内游乐场玩蹦床？算了吧！尿失禁可不是一件有意思的事情，它既让我们感觉羞耻，又让我们觉得自己比实际年龄要老。但是没必要忍着！找到尿失禁的原因，对症下药就好了。基本上，我们可以将尿失禁分为压力性尿失禁、急迫性尿失禁和混合性尿失禁。

简单来说，总是无法控制地弄湿自己的内裤，比如咳嗽、打喷嚏、大笑、跑跳时，是压力性尿失禁的典型症状。一旦感觉有尿意就必须在 5 秒之内到达厕所则是急迫性尿失禁的典型症状。

如果尿失禁了，可以去看泌尿外科。我如果发现自己搞不定，就会把患者转到泌尿外科。当然，在这么做之前，我肯定会先打开我的"魔法盒"，尝试一切可能有用的方法。

骨盆承受的压力过大，或者尿道"密封"不严，都会引发压力性尿失禁。超重是骨盆承受压力过大的主要原因。可以说超重是尿失禁的导火索，特别是在年纪大了以后，因为如果骨盆一直承受巨大压力，将导致盆底肌松弛。如果因雌激素缺乏而导致尿道松弛，那么可能发生永久性尿失禁。因此，减肥很重要，其次是要进行盆底肌康复训练。

分娩、年纪大后肌肉流失或者负重都可能使盆底肌松弛。因此我一直喜欢说，盆底肌松弛是勤劳的女性才会有的问题。进行有针对性的盆底肌康复训练和阴道哑铃训练都能强化盆底肌。此外还有一种通过电刺激来训练盆底肌的仪器，医院就有。

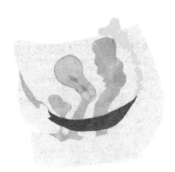 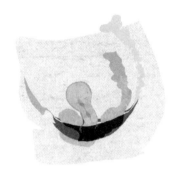

老旧的吊床：松弛的盆底肌

预防更年期尿失禁的重要方法是在阴道涂抹雌激素软膏。这种神奇的药膏一方面能帮助尿道保持酸碱度平衡，另一方面有助于增强尿道的"密封性"。如果阴道一直缺乏雌激素，那么尿道也会受影响。因此，我经常说，雌激素软膏之于预防尿失禁的意义等同于牙线之于保护牙龈的意义。那些不想使用这类药膏，或者想要更好效果的人可以采取二氧化碳点阵激光疗法修复阴道。这种无痛疗法可以很好地治愈轻度尿失禁，中度尿失禁也能在一定程度上得到改善。此外，美缇斯（Emsella）盆底共振椅（美国人称之为"我的尿尿椅"）似乎也能改善症状。这个设备看起来像马桶，使用者穿戴整齐地坐在上面，盆底会被电磁脉冲穿透，每分钟收缩 500 次。该公司宣称这项技术将成人尿不湿的使用量减少了 75%，他们在德国已经有了代理商（见第四章）。

在急迫性尿失禁的形成过程中，神经扮演了重要角色。膀胱过度活跃，在排尿时过于急切地收缩，使得本来干爽的内裤变得湿漉漉的。急迫性尿失禁通常是由细菌对膀胱的持续性刺激引起的，这就是我们为什么必须保持膀胱卫生。有一些药物可以用来平复过度活跃的膀胱，具体的治疗还是交给泌尿外科医生吧。

肛门

肛门问题其实并不属于妇科医生研究的范畴，但因为它与外阴相邻，所以我们妇科医生也会给它们提供最基本的医疗支持。这就好比我们对邻居家孩子的态度：他其实不是我们家的，但因为他和我们家孩子一起玩，所以我们也会照料他。但我们顶多也就检查一下肛门，可能开一管软膏，或者进行一些基础的处理。当邻居家孩子膝盖受伤后，我们可能在他的膝盖上贴一张蝙蝠侠创可贴，但如果伤得比较重，就要通知他的父母了。在医学界，肛门的"监护人"是肛肠外科医生。

那么，妇科医生能治疗的肛门小问题都有哪些呢？最常见的问题是肛门瘙痒和疼痛。

如果肛门既痒又烧得慌

肛门瘙痒是一件很尴尬的事，而且可能来势汹汹，因为肛门周围有很多敏感的神经。那么，为什么肛门会发痒呢？我们又该如何预防呢？

肛门剧烈瘙痒最常见的原因是肛周真菌感染。真菌很喜欢肛周的环境，特别是在夏天：天气很热，人会出汗，于是数不清的真菌找上了肛门。真菌经常试图进入皮肤，然后广泛传播。刮擦会在肛周皮肤上造成轻伤，让肛门"真菌派对"规模越来越大。而这将造成剧烈瘙痒，还可能引发疼痛。要连续 14 天在肛周涂抹软膏，这样才能完全杀灭真菌，更重要的是不要因为不痒了就不涂药膏了！真菌会进入皮肤深处，如果过早停药，真菌将在数周后重新出来搞破坏。为了远离真菌，最好在洗澡后让自己两瓣屁股之间的部位保持干爽！臀部丰满、走路容易相互摩擦的女性也可以拍一点儿爽身粉来保持这个部位干爽，或者用非常温和的除臭剂喷喷那里，但是前提是肛周皮肤完好。

洗澡时用太大力气搓洗和擦拭肛门，或者在大便后过分用力地擦拭肛门，都会使肛周皮肤受伤，从而为真菌和细菌敞开大门。

不过，擦得不够干净也会引发瘙痒，但是这种程度的瘙痒人们大多还是可以忍受的。可以使用湿厕纸擦屁股，它对皮肤来说很温和，在用完湿厕纸后用干厕纸轻轻拍干，避免真菌不请自来。

脱毛后，肛周重新长出的毛发也可能引发瘙痒。如果你想拥有光滑的肛门，我建议你做蜜蜡脱毛。自身免疫性皮肤病也可能造成肛门瘙痒反复发作，比如外阴硬化性苔藓。妇科医生通常

（但不总是）一眼就能看出来。如果是患上了外阴硬化性苔藓，那么首先要用可的松进行治疗，之后可以采取二氧化碳点阵激光疗法进行控制。牛皮癣也可能引发肛门瘙痒。如果怀疑是牛皮癣，妇科医生会让你去看皮肤科医生，他们是处理这种问题的专家。

痔疮也会引发肛门瘙痒。这些从直肠出来的静脉可能非常烦人，往往在女性怀孕期间出现：大肚子给直肠中的静脉造成的压力超出了它们的承受能力，于是它们只能往外找出路。最好涂抹痔疮膏，让它们充盈起来，然后在每次排便后用凉水清洗肛门。你也可以用凉爽的湿布擦一擦肛门。如果痔疮太大或太烦人，可以通过做手术去除。

许多人不知道蠕虫的存在。有一种小线虫名叫"蛲虫"，蛲虫感染具有极强的传染性。蛲虫喜欢找孩子的麻烦，但偶尔也会有成年人感染蛲虫。这通常发生在人体免疫系统被削弱时，比如孕期或产褥期。白天的时候，你根本注意不到它们的存在，但是晚上它们却能让你发疯：这些小东西晚上从肠道爬到肛门产卵，造成剧烈瘙痒。蛲虫卵肉眼不可见，擦肛门时会粘在你手指上。而当你用手捂嘴时，蛲虫卵会再次回到体内。蛲虫感染通常是由蛲虫卵粘在小孩的手上或玩具上引起的。有小孩的人要注意了：一定要让孩子在饭前洗手！幸运的是，蛲虫病治疗起来并不麻烦，只要吃药就行了，而且这种药老弱病残孕都能吃。

此外，还有些性病，比如生殖器疱疹或尖锐湿疣也会造成肛门瘙痒，不过肛门瘙痒不是它们最典型的症状。如果肛门瘙痒的原因不明，你的妇科医生会让你找肛肠外科医生进一步诊断。

如果肛门有灼热感，可能是长了痔疮或肛裂了。如果粪便过硬或者大便过于用力，也会发生这种情况。最好的办法是多喝水，让粪便变软。

肛周静脉血栓 ① 会引起肛门剧烈疼痛：粪便很硬时会出现这种情况，真的非常疼。静脉血栓必须通过手术治疗，妇科医生如果遇到这种情况也会让患者去肛肠外科。

"后门"来客友善吗？

虽然肛交 ② 自古以来就存在，但直到近几十年才在异性恋中流行：瑞典的一项调查结果显示，过去的 15 年里，定期肛交的女性数量几乎翻了一番！[71] 肛交看起来像一种新的性交方式，不过我认为，不应该和任何你还不太认识的人进行有风险的性行为。此外，避孕套很容易在肛交过程中破裂，这会使得性病传播变得无比简单！那些坚持要肛交的男人不值得你浪费时间！因此，"后门"来客不一定总是友善的！

---

① 即血栓性外痔，一般使用非手术方法即可缓解症状，只有当患者出现剧烈疼痛时医生才考虑手术治疗。——译者注
② 由于直肠的生理特性，相比其他性交方式，肛交（无论是同性之间的，还是异性之间的）更易造成感染，如感染艾滋病。——编者注

第十一章
妇科就诊小技巧

好吧，我知道没人喜欢去妇科。就算你挺喜欢自己的妇科医生，也不愿意躺在椅子上，双腿打开，露出自己最私密的地方。我经常听女性说"我最讨厌的就是妇科医生和牙医"。好吧，至少我们比殡仪馆工作者和税务官招人喜欢点儿。

通常，当你去妇科看病时总是满心担忧，比如害怕检查、害怕听到坏消息，从而忘了问你想问的问题，或者在离开时对医生告知的内容一知半解。如果你想让自己去看妇科医生时达到最佳效果，那应该注意以下几点。

（1）在纸条上写下你想问的所有问题，带着纸条坐下。你是不是担心自己怀孕了？说出来。你是不是上周与露水情人有了一夜欢愉，担心感染了什么？你的肛门摸起来有什么奇怪的东西吗？妇科医生应该在检查前知道这些事情，以确保检查有效。没什么好尴尬的，妇科医生什么都见过，什么都知道，你说就行了！

（2）如果想咨询有关怀孕或月经不调的问题（特别是有关复杂的出血问题！），那么讲清楚月经周期的细节很重要。比如说，妇科医生会想知道你上次来月经是什么时候，以及那次的月经是否与以往有所不同……

（3）想想看吧，妇科医生每天每 15 分钟就要看一个新病人，也就是说，他几乎每时每刻都要接触新问题。如果你能让他迅速理解你的问题，那么他会很喜欢你的。最好不要絮絮叨叨地讲你的故事，而是说你的问题或者症状，直击核心，比如"我从什么时候开始……我觉得……"这会让医生清楚地知道该问你什么。

（4）在检查结束时，你最好重复一下你听到的一切，以确保你没有落下什么。如果有必要，请写下来，这样就不用担心只能查说明书了。说明书上的内容常常令人感到困惑，你不一定能看懂。最好就你不理解的地方赶紧问，直到你全部理解了，写在纸上或者手机备忘录中。研究表明，在压力很大的状态下，人只能记住所听内容的 10%！

✳ 原来如此

　　如果你有慢性病，或者对很多很多药过敏，不读说明书就是在帮自己和医生了。说明书上的内容与合同上的内容不同，不是说看了就不会受伤的。说明书存在的意义是，从法律上保护制药公司免受已知副作用的影响，甚至还就相关副作用为它们提供法律保护，无论这个副作用发生的概率有多小。如果其他行业也这么干，把极少数情况下发生的风险都写上，那就没人开车，没人吃鸡蛋面，没人去室外泳池游泳了。

妇科医生实际在做什么？预防！

几乎每次为病人进行妇科体检时妇科医生都是从评估外生殖器官开始的，我们检查它们是否一切看起来均正常，是否有感染的迹象或其他问题。我们会看阴唇的大小和外阴的大体外观。之后我们会用窥阴器打开大阴唇，然后看看小阴唇。尿道和前庭大腺开口也会被仔细检查。你还记得吗？这附近有处女膜、腺体开口、会阴、尿道和阴蒂。之后，我们将窥阴器缓慢插入，把阴道撑开。窥阴器有一次性塑料的，也有可重复利用的金属的。重视病人感受的医生会提前预热窥阴器，让它不那么凉！

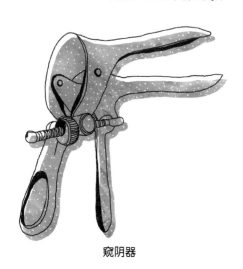

窥阴器

小贴士

德国的很多年轻女性会带着手巾来看病。这是个很好的习惯，这样她们光着屁股坐在检查椅上时，可以把手巾垫在屁股下面。我的很多病人还自制了"妇科短裙"，她们来看病时总会穿着，把"短裙"往上一拉就可以让医生检查了。

有 XS 号的窥阴器，它适用于非常紧的阴道；也有 S 号的，多用于还没有过性行为但已使用卫生棉条的女性。我通常给还没生育过的女性用 S 号的窥阴器，因为用它就足够看到宫颈了。还有 M 号、L 号和更大型号的窥阴器，它们是给已生育的女性准备的，因为她们的宫颈更宽，医生只有用这些型号的窥阴器才能看得更清楚。有些病人的子宫如同比萨斜塔般向左或向右倾斜，或者宫颈外口不正对着阴道，给她们取标本是一项不小的挑战。

你还记得阴道能像购物盒一样折叠吗？我们得把阴道壁打开，观察它，并且找到宫颈，看看它长什么样，分泌物什么样，是否出血或者宫颈表面是否异常，比如宫颈柱状上皮异位（如果想不起来了，可以回顾第三章的内容）。

我们可以在宫颈取标本，用来做一系列检查。其中大部分检查只需在阴道末端取样，而不必深入宫颈内部。

✳ **原来如此**

妇科医生对你阴部的造型没什么意见，无论脱没脱毛，无所谓！真的！你不用为没脱毛感到抱歉。你如果早上洗过

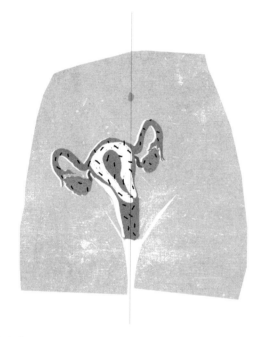

像比萨斜塔一样倾斜的子宫：医生取标本可能有点儿困难

澡，但下午才做妇科检查，也没什么，妇科医生不会觉得你的私处看上去或闻起来有什么异常，别担心。

取标本时可能会流点儿血，特别是你的身体因为受到激素影响而出现宫颈柱状上皮异位时，我在前文提及过这一点，出血一般一分钟后就止住了。

之后，我们会轻轻按压骨盆和卵巢所在区域，看你是否有痛感。虽然我们这么做可能无法知道卵巢囊肿或子宫的变化情况，但可以弄清楚子宫的大小和位置。如果你在检查过程中能放松小腹，保持肌肉松弛，并能准确告知哪里疼，这将对我们的诊断非常有帮助。50岁以上的女性还要做直肠检查，很多人可能很早前就做过，或根本没做过。自2009年起，直肠指诊不再属于正规的预防项目，但如果是我来做检查，我会看看是一切正常，还是手套上有血迹。

✳ **原来如此**

检查当天刚好来月经了，需要取消预约吗？没必要！如果不是经血量特别大的月经期第一天或第二天，还是可以做防癌涂片检查的。如果经血量大，那可能造成样本中血液过多，但少量血没关系。不过，如果你在月经来潮前白带异常或感染了真菌，想在月经期检查是否一切正常，那就不行了，因为此时什么也看不出来。

生殖器官超声检查不是必做的妇科体检项目，但你如果怀疑自己有问题，也是可以做的。我建议大部分有生育计划的30岁以上的女性每年做一次妇科超声检查，以便发现囊肿或肌瘤等东西或记录它们的变化情况，这对她们未来的生育很重要。下腹部的超声检查也不是必须做的，但做的话肯定也有好处。你对自己的身体已经有一定的了解了，现在可以更好地衡量自己想要或不想要的东西了。

之后是进行乳房触诊。根据德国的规定，建议30岁以上的女性做这项检查，但因为这是我们妇科医生的手艺活，因此其实我们一直都会做，无论患者年龄多大。

做乳房超声检查很重要，如果我经触诊发现了一些异常的东西，或者病人超过 30 岁，我都会推荐她们每年做一次乳房超声检查。

> **小贴士**
>
> 很多保险公司为非医保项目承保。值得去问一下！即使保险公司一开始说不能，你在最终报销时也可以提供具体账单试一下，有时保险公司是可以通融的。

时间、爱与温柔

医生经常处于两难境地：一方面，我们不想延长病人的等待时间；另一方面，我们想为每一位病人灌注全部心力，而这意味着 10 分钟的问诊可能被延长至半个小时。病人因丈夫"偷腥"而感染了生殖器疱疹，要痛哭一场，或者得知坏消息后悲痛欲绝。有些意想不到的事情也需要花费时间。如果你知道自己的问题很严重，那请在预约时提前声明，这将有助于我们合理安排后面病人的就诊时间，避免浪费其他病人的等待时间，也让就诊变得更舒适。这和理发其实是一个道理：如果你只想洗头并将头发吹干，当然比要染发和烫发的顾客花的时间短。如果没有提前声明，请耐心等待。不愿意原地等待的，可以请护士评估下所需等

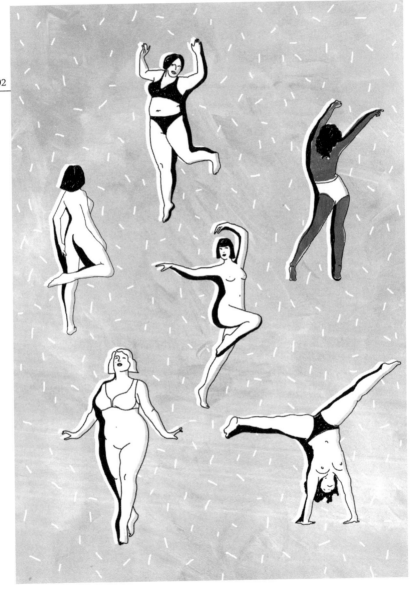

第十一章 妇科就诊小技巧

待的时间，说不定你可以先去忙别的事情，不要灰心。我如果预约了医生，有时会提前问清楚我是必须准时到，还是有做其他事情的时间。如果你时间紧张，那请一开始就告诉我们。这对你有好处，要么你将能速战速决，要么你可以重新约时间。

医护人员也喜欢接待友好的病人，以便自己在压力大的时候也保持良好的情绪。如果你很友好，医护人员会尽量给你行方便，比如在下班后不关门，以便你尽快拿到处方，不耽误登上去旅行的航班。我们希望为病人付出更多，尤其是那些对我们来说非常珍贵、愿意向我们分享很多经验的病人。如果"化学反应"对了，病人会成为闺蜜，医生会变成知己，你们可以无话不谈，无论话题是烦人的婆婆还是遇到的新恋人，都可以。如果足够幸运，妇科诊室会是你能尽情哭和笑的地方，会成为你喜欢去的地方，至少会让你感觉比去看牙医舒服。

写在最后

亲爱的读者，你做到了！我们共同完成了一次对女性身体的探险，我非常希望你不仅觉得探险过程很有趣，而且已经积累了一定的知识，在处理女性健康问题时能更自信和放松。现在，你已经掌握了必要的知识，能更好地理解自己的身体、与医生平等交谈了。你已经升到了妇科的"头等舱"，获得了去往 VIP 休息室的资格，要知道只有少数人能做到这一点。以前一直是受过专业培训的医生什么都知道，而病人一无所知。为什么会这样呢？其实我觉得这也可以理解，因为每个人的分工不同：有的人负责盖房子，有的人负责照顾孩子，而有的人知道在流感暴发时应该做什么。

但是，随着互联网的普及，医生和病人之间的这种知识壁垒被打破了。当然，医生依旧是知识的承载者和相关健康问题的一手掌握者，因为让一个人通晓所有医学知识既不现实又毫无意义。放射科和创伤外科的专业知识还是由相关领域的医生掌握好了。妇科不同，妇科与女性息息相关。而且最重要的是，这部指南是用你熟悉且能理解的语言写就的。就像马丁·路德（Martin Luther）当年用通俗易懂的语言为大众翻译《圣经》一样，我用所有女性能理解的语言将神秘而复杂的女性生理知识变得浅显而简单。有关女性身体的知识不应该只被少数人掌握，而应该成为所有女性的常识。你才是这具了不起的身体（能够孕育生命，拥有每月节律，能很好地处理很多问题）的幸运拥有者。

我和我的团队每天都在以我们的方式支持女性，让她们纵情笑、纵情哭。不仅是我们，世界上还有无数妇科医生站在你身边。从你进入青春期开始，一直到迈入暮年，我们一直是你的啦啦队，陪着你怀孕，帮你解决激素变化的问题，关注你的健康状况。看到你拥有自己满意的人生我们也非常开心，毕竟你的身体和你的生活才是你真正拥有的东西。享受生而为女人的乐趣吧！自信点儿，不要害怕，也不要有无谓的羞耻感。抓住命运交给你的球，随风自由奔跑吧。我们会在场边为你加油助威！当你需要我们的帮助时，我们就站在那里，带着对女性了不起的身体的了解和敬畏等待着你。

致 谢

如果没有和来自雷根斯堡的皮肤科医生卡特林·弗里德尔（Kathrin Friedl）在马略卡岛命中注定般的相遇，就不会有这本书，是她鼓励我把我的想法付诸纸上。我还要特别感谢凯·比林（Kai Bühling）教授、阿尔弗雷德·米克（Alfred Mück）教授、维尔纳·门德林（Werner Mendling）教授、托马斯·芬克（Thomas Fink）博士和福尔克尔·海尔（Volker Heyl）博士帮我解决我遇到的棘手问题。他们都是德国妇科界的超级巨星。

我要感谢我的编辑尤利娅·苏科斯基（Julia Suchorski），是她发掘我、信任我，在我写作过程中给予我无条件的支持。此外，我当然还要感谢插画师路易莎·施托默尔（Luisa Stömer），我们在一起度过了十分愉快的时光！

我还要感谢两位前辈——朱莉娅·恩德斯（Giulia Enders）和耶尔·阿德勒（Yael Adler），两位医生分别用《肠子的小心思》（*Darm mit Charme*）和《人体的秘密》（*Hautnah*）开创了德国人以更轻松的方式探索自己身体的先河，为弥合医生和病人之间的鸿沟做出了巨大的贡献。对我们这些在保守的医学世界中成长的人来说，这意味着打破了做医生的常规和教条。这么做需要乘风破浪般的勇气。

我还要感谢我的儿子和女儿，感谢他们允许妈妈在周末和节假日还在写作。特别是我的女儿托赫尔·弗丽达（Tochter Frida），她也是我的专属评论家，她做得特别棒。我希望我给了他们在未来某天自由追梦的勇气。

我的感谢名单里当然不能少了我最棒的丈夫，是他让我做我喜欢的事情，让我发光，而他则默默地做我背后的男人。他是暴风雨中的灯塔，我的水手。

我的团队一直由无可替代的玛丽亚·萨波纳罗（Maria Saponaro）带领，她真的是上天赐给我的礼物。我的团队一直都在一起努力：从美容工作室开业到去电视台录影，再到拍摄照片墙（Instagram）的小视频，她们一直都陪着我。我想，即使我开一家面包店，她们也会一直在我身边。

最后，我还要感谢我的病人们。一位来自开普敦的智者曾在我上学期间告诉我如何与病人交流：如果你闭嘴，你会了解更多。今天我明白他的意思了：好医生不一定是说很多话的人，但一定是个好的倾听者。因此，我也要感谢你，我亲爱的读者，感谢你陪伴我到这里。我虽然没见过你，但能感受到你的存在。对我们这段特别的旅程，我心怀感恩。

参考文献

[1] O'Connell H.E., Hutson J. M., Anderson C. R., Plenter R. J. Anatomical relationship between urethra and clitoris. J. Urol. 1998 Jun;159(6): 1892–1897.

[2] Kinsey A. C., Pomery W. B., Martin C. E., Gebhard P.H. Sexual behavior in the human female. Bloomington, In: Indiana University Press; 1953.

[3] MastersW.H., Johnson V.E. Human sexual response. New York: Bantam Books; 1966.

[4] Barry R. Komisaruk, Nan Wise, Eleni Frangos, Wen-Ching Liu, Kachina Allen, and Stuart Brody. Women's clitoris, vagina and cervix mapped on the sensory cortex: fMRI evidence J Sex Medicine 2011 Oct;8 (10): 2822–2830.

[5] Hoag N., Keast J.R., O'Connell H. E. The 'G-Spot' Is Not a Structure Evident on Macroscopic Anatomic Dissection of the Vaginal Wall. J Sex Med. 2017 Dec; 14(12): 1524–1532.

[6] Ostrzenski A., Krajewski P., Ganjei-Azar P., Wasiutynski A. J., Scheinberg M.N., Tarka S., Fudalej M. Verification of the anatomy and newly discovered histology of the G-spot complex. BJOG. 2014 Oct; 121(11): 1333–1339.

[7] Brody S., et al. Vaginal orgasm is associated with vaginal (not clitoral) sex education, focusing mental attention on vaginal sensations, intercourse duration, and a preference for a longer penis. J Sex Med. 2010.

[8] Puppo V. Embryology and anatomy of the vulva: the female orgasm and women's sexual health. Eur J Obstet Gynecol Reprod Biol. 2011.

[9] James G. Pfaus, Gonzalo R. Quintana, Conall Mac Cionnaith, and Mayte Parada. The whole versus the sum of some of the parts: toward resolving the apparent controversy of clitoral versus vaginal orgasms Socioaffect Neurosci Psychol. 2016 Oct 25; 6: 32578.

[10] Komisaruk B. R., Wise N., Frangos E., Liu W. C., Allen K., Brody S. Women's clitoris, vagina, and cervix mapped on the sensory cortex: fMRI evidence. J Sex Med. 2011 Oct; 8(10): 2822–2830.

[11] Shorty M. J., et al, Female Orgasmic Experience: A subjective Study. Archives of Sexual Behavior. 1984; 13: 155–164.

[12] Nagoski, Emily. Come as You are. Simon & Schuster. 2015.

[13] Fraser I. S., McCarron G., Markham R., Resta T. Blood and total fluid content of menstrual discharge. Obstet Gynecol. 1985 Feb; 65(2): 194–198.

[14] Godley M. J., Quantification of Vaginal Discharge in Healthy Volunteers, British Journal of Obstetrics and Gynecology 92 (1985): 739.

[15] Mendling, Werner. Vaginale Mikrobiota, Der Gynäkologe, 48: 780.

[16] Millheiser L. S., Pauls R. N., Herbst S. J., Chen B. H. Radiofrequency treatment of vaginal laxity after vaginal delivery: nonsurgical vaginal tightening. J Sex Med. 2010 Sep;7(9): 3088–3095.

[17] Anbieter von vaginalen Laserbehandlungen: www.smilemonalisa. de, www.almafemilift.de

[18] Wheeler C. M., Skinner S. R., Del Rosario-Raymundo M. R., Garland S. M., Chatterjee A., Lazcano-Ponce E., Salmerón J., McNeil S., Stapleton J. T., Bouchard C., Martens M. G., Money D. M., Quek S. C., Romanowski B., Vallejos C. S., Ter Harmsel B., Prilepskaya V., Fong K. L., Kitchener H., Minkina G., Lim Y. K. T., Stoney T., Chakhtoura N., Cruickshank M. E., Savicheva A., da Silva D. P., Ferguson M., Molijn A. C., Quint W. G. V., Hardt K., Descamps D., Suryakiran P. V., Karkada N., Geeraerts B., Dubin G., Struyf F.; VIVIANE Study Group. Efficacy, safety, and immunogenicity of the human papillomavirus 16 / 18 AS04-adjuvanted vaccine in women older than 25 years: 7-year follow-up of the phase 3, double-blind, randomised controlled VIVIANE study.

Lancet Infect Dis. 2016 Oct; 16(10): 1154–1168.

[19]   Z. Khan, R. P. Gada, Z. M. Tabbaa, S. K. Laughlin, C. C. Coddington, E. A. Stewart. Department of OB / GYN, Division of Reproductive Endocrinology & Infertility, Mayo Clinic, Rochester, MN Effect of unilateral oophorectomy on ovarian reserve and IVF stimulation outcomes Fert and Steri, Sept 2011; Volume 96; 3: S83.

[20]   Elizabeth A. Stewart, Wanda K. Nicholson, Linda Bradley, and Bijan J. Borah. The Burden of Uterine Fibroids for African-American Women: Results of a National Survey. J Womens Health (Larchmt). 2013 Oct; 22(10): 807–816.

[21]   Benaglia L., Cardellicchio L., Filippi F., Paffoni A., Vercellini P., Somigliana E., Fedele L. The rapid growth of fibroids during early pregnancy. PLoS ONE. 2014; 9: e85933.

[22]   Park S. B., Kim J. K., Kim K., Cho K. Imaging findings of complications and unusual manifestations of ovarian neoplasms. Radio-Graphics. 2008; 28: 969–983.

[23]   Philipp T., Philipp K., Reiner A., Beer F., Kalousek D. K. Embryoscopic and cytogenetic analysis of 233 missed abortions: factors involved in the pathogenesis of developmental defects of early failed pregnancies. Hum Reprod. 2003; 18: 1724–1732.

[24]   Macklon N. S., Geraedts J. P., Fauser B. C. Conception to ongoing pregnancy: the 'black box' of early pregnancy loss. Hum Reprod Update. 2002; 8: 333–343.

[25]   Nybo Andersen A. M., Wohlfahrt J., Christens P., Olsen J., Melbye M. Maternal age and fetal loss: population based register linkage study. BMJ. 2000; 320: 1708–1712.

[26]   Lagranha C. J., Silva T. L. A., Silva S. C. A., Braz G. R. F., da Silva A. I., Fernandes M. P., Sellitti D. F. Protective effects of estrogen against cardiovascular disease mediated via oxidative stress in the brain. Life Sci. 2018 Jan 1; 192: 190–198.

[27]   Green P. S., Simpkins J. W. Neuroprotective effects of estrogens: potential mechanisms of action. Int J Dev Neurosci. 2000 Jul-Aug; 18(4–5): 347–358.

[28]   Bäckström T., Sanders D., Leask R., Davidson D., Warner P., Bancroft J.

Mood, sexuality, hormones, and the menstrual cycle. II. Hormone levels and their relationship to the premenstrual syndrome. Psychosom Med. 1983 Dec; 45(6): 503–507.

[29] Roney J. R., Simmons Z. L. Hormonal predictors of sexual motivation in natural menstrual cycles. Horm Behav. 2013 Apr; 63(4): 636–645.

[30] Roney J. R., Simmons Z. L. Within-cycle fluctuations in progesterone negatively predict changes in both in-pair and extra-pair desire among partnered women. Horm Behav. 2016 May; 81: 45–52.

[31] Roney J. R., Simmons Z. L. Ovarian hormone fluctuations predict within-cycle shifts in women's food intake. Horm Behav. 2017 Apr;90:8–14.

[32] Yamazaki M., Tamura K. The menstrual cycle affects recognition of emotional expressions: an event-related potential study. F1000Res. 2017 Jun 8; 6: 853.

[33] Ryu A., Kim T. H. Premenstrual syndrome: A mini review. Maturitas. 2015 Dec; 82(4): 436–440.

[34] Jarvis C. I., Lynch A. M., Morin A. K. Management strategies for premenstrual syndrome / premenstrual dysphoric disorder. Ann Pharmacother. 2008 Jul; 42(7): 967–978.

[35] Bahrami A., Avan A., Sadeghnia H. R., Esmaeili H., Tayefi M., Ghasemi F., Nejati Salehkhani F., Arabpour-Dahoue M., Rastgar-Moghadam A., Ferns G. A., Bahrami-Taghanaki H., Ghayour-Mobarhan M. High dose vitamin D supplementation can improve menstrual problems, dysmenorrhea, and premenstrual syndrome in adolescents. Gynecol Endocrinol. 2018 Feb 15: 1–5.

[36] Bertone-Johnson E. R., Ronnenberg A. G., Houghton S. C., Nobles C., Zagarins S. E., Takashima-Uebelhoer B. B., Faraj J. L., Whitcomb B. W. Association of inflammation markers with menstrual symptom severity and premenstrual syndrome in young women. Hum Reprod. 2014 Sep; 29(9): 1987–1994.

[37] Gillings, Michael R. Were there evolutionary advantages to premenstrual syndrome? Evol Appl. 2014 Sep; 7(8): 897–904.

[38] Rossouw J. E., Anderson G. L., Prentice R. L., et al.Writing Group for the Women's Health Initiative Investigators. Risks and benefits of

estrogen plus progestin inhealthy postmenopausal women: principal results from the Women's Health Initiative randomized controlled trial. JAMA. 2002; 288(3): 321–333.

[39] Anderson G. L., Limacher M., Assaf A. R., Bassford T., Beresford S. A., Black H., Bonds D., Brunner R., Brzyski R., Caan B., Chlebowski R., Curb D., Gass M., Hays J., Heiss G., Hendrix S., Howard B. V., Hsia J., Hubbell A., Jackson R., Johnson K. C., Judd H., Kotchen J. M., Kuller L., LaCroix A. Z., Lane D., Langer R. D., Lasser N., Lewis C. E., Manson J., Margolis K., Ockene J., O'Sullivan M. J., Phillips L., Prentice R. L., Ritenbaugh C., Robbins J., Rossouw J. E., Sarto G., Stefanick M. L., Van Horn L., Wactawski-Wende J., Wallace R., Wassertheil- Smoller S.; Women's Health Initiative Steering Committee. Effects of conjugated equine estrogen in postmenopausal women with hysterectomy: the Women's Health Initiative randomized controlled trial. JAMA. 2004 Apr 14; 291(14): 1701–1712.

[40] Chen W. Y., Rosner B., Hankinson S. E., Colditz G. A., Willett W. C. Moderate alcohol consumption during adult life, drinking patterns, and breast cancer risk. JAMA. 2011 Nov 2; 306(17): 1884–1890.

[41] Andrew M. Kaunitz and JoAnn E. Manson. Management of Menopausal Symptoms Obstet Gynecol. 2015 Oct; 126(4): 859–876.

[42] Manson J. E., Kaunitz A. M. Menopause Management – Getting Clinical Care Back on Track. N Engl J Med. 2016 Mar 3; 374(9): 803–806.

[43] Mikkola T. S., Savolainen-Peltonen H., Tuomikoski P., Hoti F., Vattulainen P., Gissler M., Ylikorkala O. Reduced risk of breast cancer mortality in women using postmenopausal hormone therapy: a Finnish nationwide comparative study. Menopause. 2016 Nov; 23(11): 1199–1203.

[44] Krakowsky Y., Grober E. D. A practical guide to female sexual dysfunction: An evidence-based review for physicians in Canada. Can Urol Assoc J. 2018 Jun; 12(6): 211–216.

[45] Lethaby A., Marjoribanks J., Kronenberg F., Roberts H., Eden J., Brown J. Phytoestrogens for menopausal vasomotor symptoms. Cochrane Database Syst Rev. 2013 Dec 10; (12).

[46] Newton K. M., Reed S. D., LaCroix A. Z., Grothaus L. C., Ehrlich K.,

Guiltinan J. Treatment of vasomotor symptoms of menopause with black cohosh, multibotanicals, soy, hormone therapy, or placebo: a randomized trial. Ann Intern Med. 2006 Dec 19; 145(12): 869–879.

[47] Pinkerton J. V., Sánchez Aguirre F., Blake J., Cosman F., Hodis H. N., Hoffstetter S., Kaunitz A. M., Kingsberg S. A., Maki P. M., Manson J. E., Marchbanks P., McClung M. R., Nachtigall L. E., Nelson L. M., Pace D. T., Reid R. L., Sarrel P. M., Shifren J. L., Stuenkel C. A., Utian W. H. The 2017 hormone therapy position statement of The North American Menopause Society. The NAMS 2017 Hormone Therapy Position Statement Advisory Panel. Menopause. 2017 Jul; 24(7): 728–753.

[48] Stuenkel C. A., Davis S. R., Gompel A., Lumsden M. A., Murad M. H., Pinkerton J. V., Santen R. J. Treatment of Symptoms of the Menopause: An Endocrine Society Clinical Practice Guideline. J Clin Endocrinol Metab. 2015 Nov; 100(11): 3975–4011.

[49] Santen R. J., Stuenkel C. A., Burger H. G., Manson J. E. Competency in menopause management: whither goest the internist? J Womens Health (Larchmt). 2014 Apr; 23(4): 281–285.

[50] Gass M., Larson J., Cochrane B., Manson J. E., Lane D., Barnabei V., Ockene J., Stefanick M. L., Mouton C. Sexual activity and vaginal symptoms in the postintervention phase of the Women's Health Initiative Hormone Therapy Trials. Menopause. 2018 Mar; 25(3): 252–264.

[51] Bühling K. J., von Studnitz F. S., Jantke A., Eulenburg C., Mueck A. O. Use of hormone therapy by female gynecologists and female partners of male gynecologists in Germany 8 years after the Women's Health Initiative study: results of a survey. Menopause. 2012 Oct; 19(10): 1088–1091.

[52] Biglia N., Cozzarella M., Ponzone R., Marenco D., Maggiorotto F., Fuso L., Sismondi P. Personal use of HRT by postmenopausal women doctors and doctors' wives in the north of Italy. Gynecol Endocrinol. 2004 Mar; 18(3): 165–174.

[53] Lindau S. T., Gavrilova N. Sex, health, and years of sexually active life gained due to good health: evidence from two US population based cross sectional surveys of ageing. BMJ. 2010 Mar 9; 340: c810.

[54] Goldin, Claudia and Lawrence F. Katz. 2002. The power of the pill:

304

Oral contraceptives and women's career and marriage decisions. Journal of Political Economy 110(4): 730–770.

[55] Institute for Quality and Efficiency in Health Care 2006 Informed Health Online Contraception: Do hormonal contraceptives cause weight gain?

[56] Gallo M. F., Lopez L. M., Grimes D. A., Carayon F., Schulz K. F., Helmerhorst FM. Combination contraceptives: effects on weight. Cochrane Database Syst Rev. 2014 Jan 29;(1).

[57] Øjvind Lidegaard, professor of obstetrics and gynaecology, Lars Hougaard Nielsen, statistician, Charlotte Wessel Skovlund, data manager and scientific assistant, Finn Egil Skjeldestad, professor of clinical medicine, and Ellen Løkkegaard, senior registrar in obstetrics and gynaecology. Risk of venous thromboembolism from use of oral contraceptives containing different progestogens and oestrogen doses: Danish cohort study, 2001–9 BMJ. 2011; 343: d6423.

[58] Lidegaard Ø., Løkkegaard E., Jensen A., Skovlund C.W., Keiding N. Thrombotic stroke and myocardial infarction with hormonal contraception. N Engl J Med. 2012 Jun 14; 366(24): 2257–2266.

[59] Blanco-Molina A., Monreal M. Venous thromboembolism in women taking hormonal contraceptives Expert Rev Cardiovasc Ther. 2010 Feb; 8(2): 211–215.

[60] Urban M., Banks E., Egger S., Canfell K., O'Connell D., Beral V., Sitas F. Injectable and oral contraceptive use and cancers of the breast, cervix, ovary, and endometrium in black South African women: case-control study. PLoS Med. 2012; 9(3): e1 001182.

[61] Gierisch J. M., Coeytaux R. R., Urrutia R. P., Havrilesky L. J., Moorman P. G., Lowery W. J., Dinan M., McBroom A. J., Hasselblad V., Sanders G. D., Myers E. R. Oral contraceptive use and risk of breast, cervical, colorectal, and endometrial cancers: a systematic review. Cancer Epidemiol Biomarkers Prev. 2013 Nov; 22(11): 1931–1943.

[62] Archer J. S., Archer D. F. Oral contraceptive efficacy and antibiotic interaction: a myth debunked. J Am Acad Dermatol. 2002 Jun; 46(6): 917–923.

[63] Dickinson B. D., Altman R. D., Nielsen N. H., Sterling M. L.; Council

on Scientific Affairs, American Medical Association. Drug interactions between oral contraceptives and antibiotics. Obstet Gynecol. 2001 Nov; 98(5 Pt 1): 853–860.

[64]   Dal'Ava N., Bahamondes L., Bahamondes M. V., Bottura B. F., Monteiro I. Body weight and body composition of depot medroxyprogesterone acetate users. Contraception. 2014 Aug; 90(2): 182–187.

[65]   Dirk Wildemeersch, Norman Goldstuck, Thomas Hasskamp, Sohela Jandi, and Ansgar Pett. Intrauterine device quo vadis? Why intrauterine device use should be revisited particularly in nulliparous women? J Contracept. 2015; 6: 1–12.

[66]   Hartmann L. C., Sellers T. A., Frost M. H., Lingle W. L., Degnim A. C., Ghosh K., Vierkant R. A., Maloney S. D., Pankratz V. S., Hillman D. W., Suman V. J., Johnson J., Blake C., Tlsty T., Vachon C. M., Melton L. J. 3rd, Visscher D. W. Benign breast disease and the risk of breast cancer. N Engl J Med. 2005 Jul 21; 353(3): 229–237.

[67]   Anthony Howell, Annie S. Anderson, Robert B. Clarke, Stephen W. Duffy, D. Gareth Evans, Montserat Garcia-Closas, Andy J. Gescher, Timothy J. Key, John M. Saxton, and Michelle N. Harvie. Risk determination and prevention of breast cancer. Breast Cancer Res. 2014; 16: 446.

[68]   Hardefeldt P. J., Edirimanne S., Eslick G. D. Deodorant use and breast cancer risk. Epidemiology. 2013 Jan; 24(1): 172.

[69]   Obwohl es Hinweise einer holländischen Forschungsgruppe gibt, dass Implantate extrem selten einen anaplastischen großzelligen Lymphom auslösen können. Mintsje de Boer; Flora E. van Leeuwen; Michael Hauptmann; Lucy I. H. Overbeek; Jan Paul de Boer; Nathalie J. Hijmering; Arthur Sernee; Caroline A. H. Klazen; Marc B. I. Lobbes; René R.W. J. van der Hulst; Hinne A. Rakhorst; Daphne de Jong. Breast Implants and the Risk of Anaplastic Large-Cell Lymphoma in the Breast. JAMA Oncol. 2018; 4(3): 335–341.

[70]   Kamal Kataria, Anita Dhar, Anurag Srivastava, Sandeep Kumar, and Amit Goyal. A Systematic Review of Current Understanding and Management of Mastalgia. Indian J Surg. 2014 Jun; 76(3): 217–222.

[71]   Christina Stenhammar, Ylva Tiblom Ehrsson, Helena Akerud, Margareta

306

Larsson, and Tanja Tydén Sexual and contraceptive behavior among female university students in Sweden – repeated surveys over a 25-year period. Acta Obstet Gynecol Scand. 2015 Mar; 94(3): 253–259.